Estefanía López Rodríguez
Juan Ignacio Cuenca Cuenca

Medicina Nuclear en el cáncer diferenciado de tiroides en niños

Estefanía López Rodríguez
Juan Ignacio Cuenca Cuenca

Medicina Nuclear en el cáncer diferenciado de tiroides en niños

Nuestra experiencia

Editorial Académica Española

Imprint
Any brand names and product names mentioned in this book are subject to trademark, brand or patent protection and are trademarks or registered trademarks of their respective holders. The use of brand names, product names, common names, trade names, product descriptions etc. even without a particular marking in this work is in no way to be construed to mean that such names may be regarded as unrestricted in respect of trademark and brand protection legislation and could thus be used by anyone.

Cover image: www.ingimage.com

Publisher:
Editorial Académica Española
is a trademark of
Dodo Books Indian Ocean Ltd. and OmniScriptum S.R.L Publishing group
Str. Armeneasca 28/1, office 1, Chisinau-2012, Republic of Moldova, Europe
Printed at: see last page
ISBN: 978-620-2-24273-8

Medicina Nuclear en el cáncer diferenciado de tiroides en niños.

Prólogo

El cáncer diferenciado de tiroides es el cáncer endocrino más común, con una incidencia que va en aumento en los últimos años por múltiples factores, entre los que se encuentra el diagnóstico precoz de nódulos asintomáticos por el avance de las técnicas diagnósticas. Es un cáncer que deriva del epitelio folicular del tiroides. Normalmente son cánceres que tienen un pronóstico excelente después del tratamiento. El cáncer de tiroides es uno de los cánceres más comunes en niños, aun así, representa menos del 1 % en menores de 10 años, aumentando su incidencia a medida que aumenta la edad. Esta entidad en la edad pediátrica presenta algunas diferencias al compararlo con los adultos. Sobre todo, se caracterizan porque en el momento del diagnóstico se encuentran en estadios avanzados y su forma de presentación típica es una masa tiroidea asintomática, teniendo mayores probabilidades que en los adultos de que la masa sea una tumoración maligna. El diagnóstico principal se realiza por punción aspiración con aguja fina (PAAF) guiada con ecografía. El objetivo del tratamiento primario del cáncer diferenciado de tiroides es aumentar la supervivencia libre de enfermedad erradicando la enfermedad. El tratamiento definitivo consiste en la cirugía. Sin embargo, en los casos de mayor riesgo, el tratamiento complementario con radioyodo (^{131}I) está ampliamente establecido.

La Medicina Nuclear juega un importante papel en el manejo de este tipo de cáncer. Está claramente establecida la importancia de la ablación con ^{131}I de los restos tiroideos posquirúrgicos para un mejor seguimiento de la enfermedad con los niveles de tiroglobulina. También es de utilidad para realizar un rastreo corporal cuando durante el seguimiento se sospecha recurrencia de la enfermedad, así como para el seguimiento de estos pacientes, aunque en este último caso no existe un consenso y, por tanto, la valoración del seguimiento con radioyodo es de manera individualizada analizando el riesgo de recurrencia.

En este libro encontrará una revisión actualizada de la literatura médica referente al cáncer diferenciado de tiroides en niños y, más concretamente, la aportación de la medicina nuclear en esta patología. Además, exponemos nuestra experiencia con casos de nuestro hospital.

En el primer capítulo revisaremos los distintos tipos de cáncer de tiroides, así como su incidencia e índice de mortalidad actual. Nos centraremos en el cáncer diferenciado de tiroides en niños explicando y detallando todas las particularidades de esta enfermedad en la edad pediátrica, para finalizar con su tratamiento y seguimiento.

El segundo capítulo versará sobre la utilidad de la medicina nuclear en el cáncer diferenciado de tiroides en niños. Repasaremos las técnicas de medicina nuclear implicadas en esta enfermedad, con un breve repaso del funcionamiento de la maquinaria utilizada en medicina nuclear y de los radiofármacos utilizados en esta patología.

En el tercer y último capítulo, describiremos varios ejemplos de nuestra casuística de pacientes con cáncer diferenciado de tiroides en edad pediátrica, fundamentalmente desde el punto de vista de la medicina nuclear.

Estefanía López Rodríguez

Juan Ignacio Cuenca Cuenca

Capítulo 1.

Cáncer diferenciado de tiroides en la edad pediátrica.

Introducción

El cáncer de tiroides es el tumor maligno más común del sistema endocrino. El cáncer de tiroides se clasifica en cáncer diferenciado de tiroides (CDT), medular (CMT) y anaplásico. En nuestro trabajo nos centraremos en el CDT.

Con la mejora de la tecnología médica, la incidencia del cáncer diferenciado de tiroides está aumentando en todo el mundo [1]. Los diversos tipos histológicos del CDT tienen diferentes comportamientos y pronósticos biológicos. Los CDT derivan de las células foliculares del tiroides y son tumores con, generalmente, buen pronóstico y elevada supervivencia a largo plazo. Sin embargo, existen algunos subtipos más agresivos y mortales.

La cirugía y la terapia con yodo radiactivo (^{131}I), seguidas del tratamiento sustitutivo con levotiroxina, siguen siendo los procedimientos terapéuticos establecidos. Sin embargo, en los casos de tumores refractarios al radioyodo, se deben plantear opciones adicionales. Estas incluyen la supresión estricta de la hormona estimulante del tiroides (TSH) y la radioterapia local externa. Recientemente, los inhibidores de la tirosin-quinasa (ITK) han sido aprobados para el tratamiento del CDT refractario al radioyodo.

El carcinoma de tiroides es raro en la edad pediátrica, ya que representa del 1.5 al 3% de todos los cánceres infantiles en América del Norte y Europa [2]. Es muy poco frecuente antes de los 10 años, aumentado su incidencia en la adolescencia. Puesto que la fisiopatología, la forma de presentación y el manejo de estos pacientes difiere de la población adulta, la Asociación Americana de Tiroides (ATA) realizó una guía para el manejo de la población pediátrica en esta patología [3]. Debido a la peculiaridad de este tipo de pacientes, en este capítulo desarrollaremos las distintas características del cáncer diferenciado de tiroides en edad pediátrica.

Cáncer de tiroides

El cáncer de tiroides es la neoplasia endocrina más común y es más frecuente en mujeres que en hombres, así como entre aquellos pacientes con antecedentes familiares de enfermedad tiroidea. La incidencia está aumentando rápidamente. El número de casos nuevos de cáncer de tiroides fue de 15.8 por 100000 hombres y mujeres por año, según datos de 2012-2016 [4]. Las razones del aumento de la incidencia no están claras, con posibles explicaciones que incluyen pruebas diagnósticas más sensibles, diagnóstico precoz de nódulos tiroideos asintomáticos, cambios demográficos y factores de riesgo ambientales cambiantes.

El número de muertes fue de 0.5 por 100000 hombres y mujeres por año. Estas tasas se ajustan por edad y se basan en los casos entre 2012-2016 [4]. La estimación del total de nuevos casos de cáncer de tiroides en 2020 en España es de 5304 casos [5].

El cáncer de tiroides comienza en las células foliculares de la glándula tiroides. Hay 2 tipos de células ubicadas en el parénquima tiroideo: las células foliculares y las células parafoliculares o células C. La mayor parte del tejido tiroideo está compuesto por células foliculares. Estas células secretan las llamadas hormonas tiroideas: tiroxina (T4) y triyodotironina (T3), las cuales contienen yodo. Las células parafoliculares secretan la hormona calcitonina.

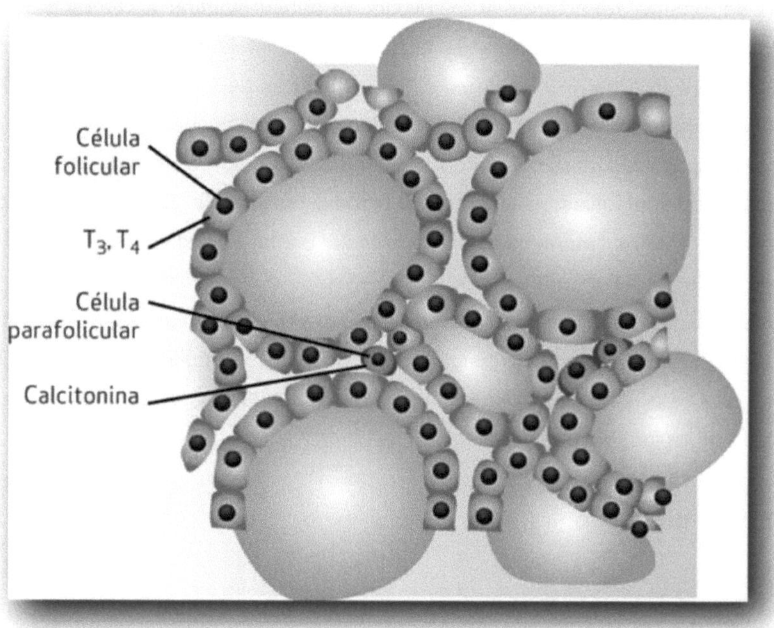

Figura 1. Representación de los distintos tipos celulares que forman parte de la glándula tiroidea

Los cánceres derivados de las células foliculares son generalmente CDT. Aunque estos tipos de cánceres no suelen ser agresivos, eventualmente pueden mutar en variantes más agresivas.
Aproximadamente el 85% de los pacientes que presentan CDT tienen un pronóstico excelente después del tratamiento. Entre el 10% y el 15% de los tumores se corresponden con variantes más agresivas, cuyo comportamiento biológico requiere de una intervención quirúrgica más agresiva y de terapia adyuvante, incluso podrían ser candidatos a nuevas terapias si su enfermedad no es resecable o es refractaria al yodo radiactivo.

Clasificación anatomopatológica del Cáncer diferenciado de tiroides

En la clasificación de los tumores endocrinos de la Organización Mundial de la Salud (OMS) de 2017, se establecen los siguientes tipos histológicos: carcinoma papilar de tiroides (PTC), neoplasia folicular no invasiva con rasgos nucleares de tipo papilar (NIFTP), carcinoma folicular de tiroides (FTC), carcinoma de células de Hürthle y carcinoma familiar no medular; cada uno de ellos con diferentes subtipos.

- Carcinoma papilar de tiroides (PTC)

El PTC es un adenocarcinoma bien diferenciado de tiroides que representa el 90% de los cánceres de tiroides [6]. La mayoría de los casos tienen un pronóstico excelente, pero aproximadamente el 10% de los pacientes con PTC sufren recurrencias ganglionares y metástasis pulmonares. El carcinoma papilar clásico se caracteriza por la formación de papilas y un conjunto de características nucleares distintivas (apariencia ópticamente clara, superposición, pseudoinclusiones y surcos nucleares). Estas características nucleares son características importantes de PTC, pero no específicas. El tamaño del carcinoma papilar es extremadamente variable con un diámetro medio de 2-3 cm. Generalmente se limita al tiroides y puede estar encapsulado o presentarse como una neoplasia infiltrativa. Suele tener un curso indolente. Su modo de propagación es más comúnmente a través de los vasos linfáticos dentro del tiroides que conduce a la enfermedad "multifocal" y a las metástasis en los ganglios linfáticos cervicales. De hecho, al menos la mitad de los carcinomas papilares tienen metástasis ganglionares en el diagnóstico inicial [7].

Existen múltiples subtipos histológicos del carcinoma papilar, algunos de las cuales están asociados con un peor pronóstico.

En el pasado, algunos de los pacientes con la variante folicular del carcinoma papilar (FVPTC) se clasificaron como FTC o como adenoma folicular. Esto es debido a que los núcleos de esta variante rara vez tienen todas las características de PTC. En consecuencia, los FVPTC a menudo se diagnostican como citología indeterminada en contraste con la alta precisión diagnóstica habitual del PTC. La FVPTC es reconocida por su estructura folicular con citología papilar y se divide a su vez en 2 subtipos: difuso/invasivo (infiltrativo) y encapsulado. La FVPTC está asociada con pronóstico favorable, especialmente si el tumor está encapsulado [8]. El subtipo difuso/invasivo tiene características clínicas similares a las habituales PTC. El subtipo encapsulado es de crecimiento lento y puede estar justificado el tratamiento conservador.

La variante de células altas comprende el 10% de los PTC y tiene una tasa de mortalidad a los 10 años de hasta el 25%, pronóstico menos favorable de lo habitual en un PTC. Esta variante a menudo se asocia con características de mal pronóstico como la edad avanzada, la invasión tiroidea adicional y una alta tasa mitótica.

La variante esclerosis difusa supone el 3% de los PTC. Se caracteriza porque infiltra toda la glándula tiroidea y se asocia con una edad de presentación más joven [9]. La presencia de muchos cuerpos de psammoma es una de las características de esta variante. La calcificación extensa causa un tumor extremadamente firme. Esta variante se presenta a menudo con extensión extratiroidea y metástasis ganglionares, lo cual conlleva una disminución de la supervivencia libre de recurrencia, si bien la mortalidad es baja [10].

La variante sólida del PTC se diagnostica cuando el crecimiento sólido representa más del 50% del tumor. Esta variante se ve comúnmente en niños y, a menudo, en pacientes con PTC aparecidos tras el accidente nuclear de Chernobyl [11]. Con frecuencia se observa afectación linfática y vascular en esta variante. Existen controversias en cuanto al pronóstico de esta variante, ya que hay estudios que indican un pronóstico desfavorable y otros que dan datos de pronóstico similar a la mayoría de los subtipos del PTC.

- Carcinoma folicular de tiroides.

El FTC representa el 5-15% del cáncer de tiroides con diferenciación folicular, pero sin características nucleares papilares [6]. La frecuencia del carcinoma folicular entre las neoplasias tiroideas varía desde el 5-10% en áreas sin deficiencia de yodo al 30-40% en áreas con deficiencia de yodo [12]. El FTC es un tumor encapsulado solitario de color gris-rosado, generalmente por hemorragia focal. Se diagnostica por invasión de las células foliculares de la cápsula tumoral y/o de los vasos sanguíneos. La invasión vascular conduce a un peor pronóstico que cuando solo existe infiltración capsular. La mayoría de los FTC son mínimamente invasivos con una ligera invasión capsular. Estos FTC mínimamente invasivos (o encapsulados) tienen aspecto similar a los adenomas foliculares y rara vez causan metástasis a distancia. En consecuencia, un FTC mínimamente invasivo es difícil de distinguir de un adenoma folicular en la citología y suele diagnosticarse después de la tiroidectomía. Los cánceres foliculares mínimamente invasivos no pueden diagnosticarse con precisión mediante citología por aspiración con aguja fina (PAAF).

El FTC ampliamente invasivo es mucho menos común, pero el 80% de estos tumores causan metástasis a distancia, lo que lleva a una alta tasa de mortalidad (alrededor del 20%) [6]. Los factores de peor pronóstico son: presencia de metástasis a distancia, edad > 45 años, tumor de gran tamaño, invasión vascular extensa, extensión extratiroidea y tumores ampliamente invasivos.

- Carcinoma de células de Hürthle.

El carcinoma de células de Hürthle (carcinoma de células oxifílicas) comparte con el FTC algunas similitudes en cuanto a la presentación clínica, las características arquitectónicas y el grado de invasión y, por este motivo, se consideró como una variante del carcinoma folicular [13]. Sin embargo, las características morfológicas y la historia natural de la enfermedad (peor pronóstico) son tan distintos al carcinoma folicular que actualmente se considera como una entidad separada. Las células oxífilas u oncocíticas se caracterizan por su forma poligonal, citoplasma granular eosinófilo, hipercromático o núcleo vesicular con grandes nucléolos y abundantes mitocondrias.

Patogénesis molecular del carcinoma de tiroides.

El cáncer de tiroides se inicia por alteraciones genéticas y cambios epigenéticos en oncogenes o genes supresores de tumores. En el PTC, la secuenciación del exoma completo mostró una baja tasa de mutación (11 mutaciones no sinónimas por tumor), una de las más bajas entre los tumores sólidos (Figura 2) [14]. Este hallazgo puede explicar el comportamiento clínico indolente de PTC. Las tasas de mutación se rigen por procesos como el tiempo de replicación y la reparación acoplada a la transcripción. Las células tiroideas tienen un tiempo de replicación bajo y los genes de reparación del ADN se ven afectados con baja frecuencia en el PTC. Hay otro tipo de cáncer de tiroides, como es el anaplásico, que presenta una mayor densidad de mutaciones, en torno al 90 %, pero este tipo de tumor no es objetivo de este trabajo.

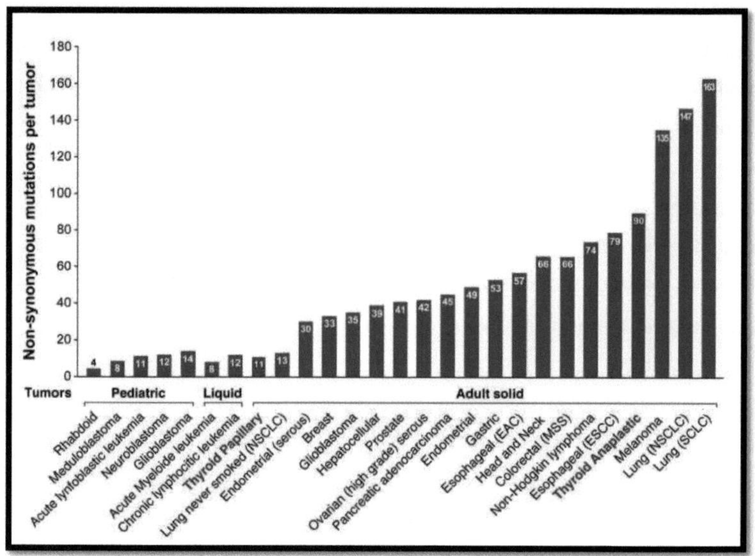

Figura 2. Mutaciones no sinónimas por tipo de tumor [14].

El diagnóstico molecular individual en el cáncer de tiroides conlleva una mayor eficacia de los tratamientos.

La genómica del cáncer muestra que, para muchos tipos de cánceres, hay unos genes cancerosos que están mutados con alta frecuencia, pero existen muchos más genes relacionados con el cáncer que están mutados a frecuencias mucho más bajas. Muchos de los nuevos oncogenes relacionados con el cáncer de tiroides pertenecen a los de baja frecuencia y será necesario un catálogo completo de mutaciones que será esencial para reconocer las vías y objetivos para la intervención terapéutica. En el PTC, el 80% de los eventos considerados "drivers" se concentran en tres genes BRAF, RAS (NRAS, KRAS) y RET y el resto están dispersos en 31 genes (Figura 3) [14].

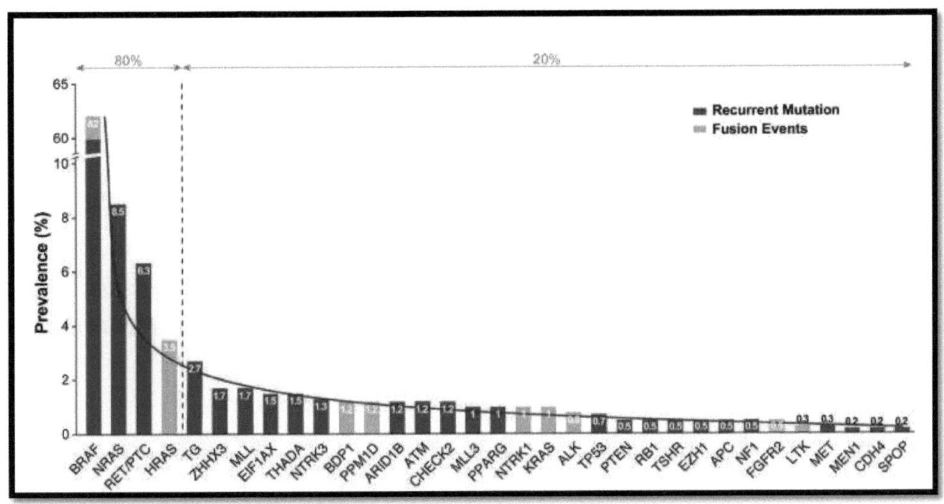

Figura 3. Frecuencia de oncogenes en el cáncer de tiroides.

El 60% de las mutaciones de BRAF aparecen en el cáncer papilar clásico y de células altas, en aquellos cánceres con extensión extratiroidea, aquellos que inician con alto estadio, alta frecuencia de recurrencia y los que tienden a desdiferenciación. En cuanto al gen RET/PTC, el 10-20% se encuentran mutados en el cáncer papilar clásico, en jóvenes, asociados a exposición a la radiación, alta frecuencia de metástasis ganglionares y presentación con estadios bajos. El 10-20% de las mutaciones de RAS se localizan en la variante folicular del cáncer papilar, encapsulados, menos frecuencia de metástasis ganglionares y más frecuencia de metástasis a distancia [15].

Uno de estos impulsores genéticos de baja frecuencia que mutan estadísticamente de manera significativa en el genoma PTC es EIF1AX. Las mutaciones en EIF1AX están presentes en el 1% de los PTC [14]. Además, recientemente se ha demostrado que las mutaciones EIF1AX tienen una mayor prevalencia en cáncer pobremente diferenciado (PCDT) y particularmente en casos con mutaciones RAS. Esta intrigante coexistencia entre RAS y EIF1AX sugiere que esta proteína ribosómica también es un contribuyente en la progresión tumoral y es un nuevo objetivo para la investigación.

Las mutaciones en CHEK2 y PPMID, involucradas en la reparación del ADN, también son genes de baja frecuencia que se encuentran mutados significativamente y ocurren concomitantemente con mutaciones en la vía MAPK y representa un mecanismo para la progresión a formas agresivas de PTC. Las mutaciones del promotor TERT están presentes en el 9% de PTC y ocurrieron concomitantemente con mutaciones en las vías de MAPK. Estos tres genes son nuevos para el cáncer de tiroides, pero ya eran conocidos en otro tipo de neoplasias.

Muchas alteraciones genéticas de baja frecuencia observadas en el análisis genómico de PTC no fueron estadísticamente significativas. Determinar que genes muestran significativamente más mutaciones que expectativas aleatorias es un paso clave para detectar cuál de estos genes de baja frecuencia es realmente un evento "conductor" y no un evento "pasajero". Un evento "conductor" es uno que confiere una ventaja de crecimiento selectivo, pero en el campo de la genómica del cáncer es más difícil distinguir entre eventos "conductores", que están causalmente relacionados con el desarrollo del cáncer, y eventos aleatorios "pasajeros", que simplemente se desarrollan en el curso del desarrollo y el crecimiento celular.

Los genes del cáncer actúan juntos en diversas vías reguladoras de señalización y complejos proteicos. La agrupación de mutaciones en vías de señalización conocidas proporciona la base para la clasificación molecular en el cáncer. Durante mucho tiempo, estaba claro que PTC es un cáncer impulsado por MAPK, pero las investigaciones han hecho grandes avances para determinar que hay dos tipos genéticos diferentes de PTC: tipo BRAF y tipo RAS (Figura 4). Que un tumor se encuentre en un tipo u otro puede tener importantes implicaciones de tratamiento porque las diferentes propiedades de señalización del tumor pueden significar que el cáncer responde de manera diferente a las terapias particulares.

	BRAF-like	RAS-like
Signaling	High MAPK signaling	Low MAPK (+ PI3K)
Genetic alterations	BRAFv600e, RET fusions, BRAF fusions	NRAS, HRAS, KRAS, EIF1AX PAX8/PPAR, NTRK22q-del
Histological variants	Classical, tall cell	Follicular variant
Differentiation	Low/heterogeneous	High
Risk of recurrence	High	Low
miR profile	miR-21, miR-146b, miR-204, miR-221/222 (five miR clusters)	miR-183-5p, miR-182-5p (one unique miR cluster)

Figura 4. Clasificación molecular del PTC.

La variante folicular del PTC se incluye en el tipo RAS, en consecuencia, más cerca del FTC. Controladores adicionales como mutaciones en el promotor TERT, genes de reparación de ADN o ganancia de 1q están asociados con la progresión a PTC / FTC RAIR. La progresión a pobremente diferenciado y anaplásico (ATC) está determinada por los controladores iniciales BRAF y RAS. Los PCDT mutados con RAS se enriquecen con una pérdida de 22q y tanto el PCDT como el ATC mutados con RAS se enriquecen específicamente con mutaciones en EIF1AX y no se superponen con TERT, mientras que los ATC mutados con BRAF se enriquecen con mutaciones en PI3K. Las mutaciones en p53 son altamente prevalentes en todos los ATC (73%), pero mucho menos en PCDT (8%). Las mutaciones en los componentes del complejo de remodelación de la cromatina SWI / SNF y en las metiltransferasas de histonas (HMT) son nuevos genes asociados con ATC (36% y 24% respectivamente) [14]. Tanto los ATC con mutación RAS como BRAF se derivan de carcinomas bien diferenciados (ATC secundarios). Sin embargo, hay algunos ATC que son BRAF y RAS de tipo salvaje (wt), lo que sugiere que un subconjunto de estos tumores podría considerarse como ATC primario. Las mutaciones de NF1 se encuentran en BRAF y RAS wt, en asociación con PTEN. En la figura 5 se observa el modelo de carcinogénesis del cáncer de tiroides.

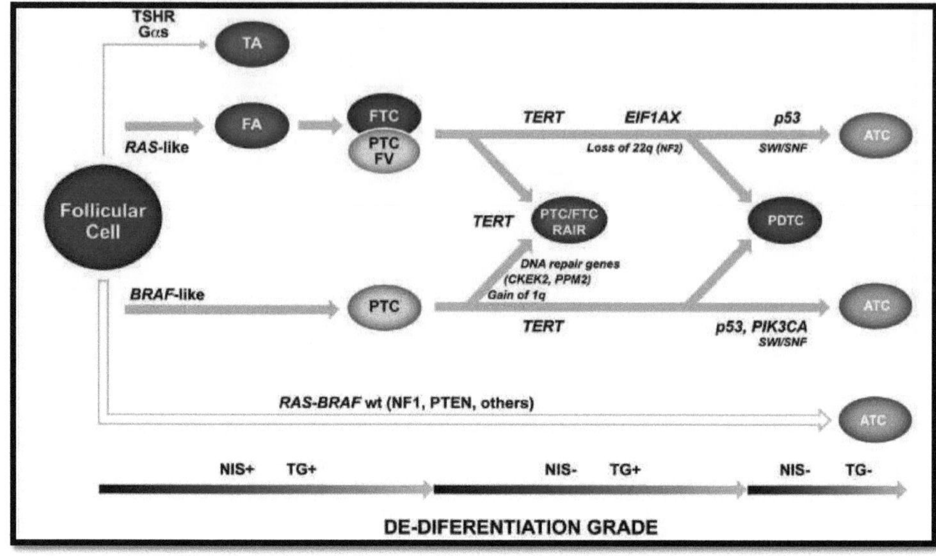

Figura 5. Modelo de carcinogénesis tiroidea basado en la genómica [14].

El oncogen BRAFV600E es el evento genético más frecuente en el PTC. Los tumores BRAF-positivos se correlacionaron con recurrencias tempranas (Figura 6) y curiosamente, dentro de las recurrencias, una mayoría significativa tienen gammagrafías con radioyodo negativas, prediciendo un peor resultado, ya que el tratamiento con ^{131}I no es efectivo. Esta última observación llevó a investigar el papel de BRAFV600E y la vía MEK-ERK en la desdiferenciación tiroidea, particularmente en el deterioro del transportador de Na^{+}/I^{-} (NIS), ya que esta glucoproteína de la membrana plasmática específica del tiroides media el transporte activo de I^{-} a las células foliculares. Las investigaciones llevaron a una menor expresión de NIS en muestras BRAF positiva. Por tanto, BRAFV600E es un nuevo factor pronóstico en PTC que se correlaciona con un alto riesgo de recurrencias y tumores menos diferenciados debido a la pérdida de captación de ^{131}I mediada por NIS [16,17].

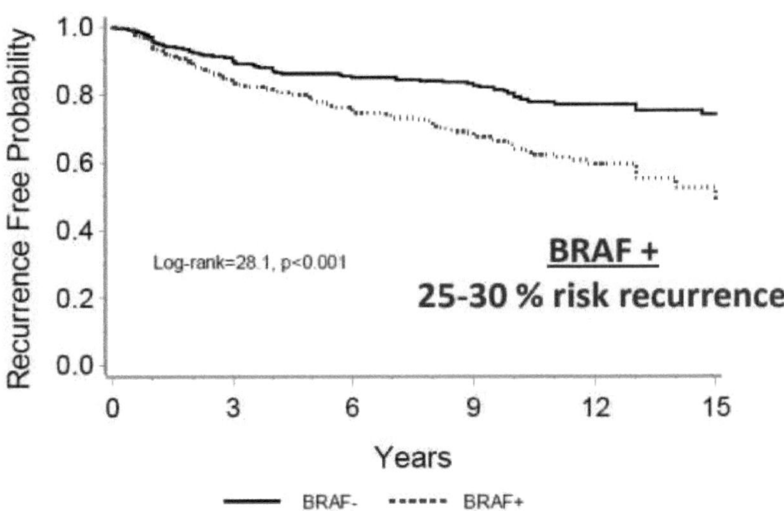

Figura 6. Representación gráfica de riesgo recurrencia en pacientes BRAF positivo y BRAF negativos.

Además, la mutación BRAF se asocia a mayor riesgo de respuesta no excelente y predice respuesta bioquímica incompleta e indeterminada, pero no la estructural.

La mutación TERT tiene un alto riesgo de recurrencia y mortalidad sobre todo cuando está asociada a BRAF positivo, aunque este tipo de mutación es más frecuente en el anaplasico.

En un futuro, la valoración de la carga molecular que presente el tumor puede suponer un gran impacto en el manejo del paciente.

Cáncer diferenciado de tiroides en la edad pediátrica.

Aproximadamente el 2% de los niños tienen nódulos tiroideos palpables. La mayoría de estos son benignos, pero hay que tener en cuenta que algunos son malignos. Los canceres de tiroides en niños suelen presentarse como una enfermedad avanzada pero suelen tener buen pronóstico.

Epidemiología

El cáncer de tiroides representa el 35% del cáncer en niños [3]. Corresponde a menos del 1% de los cánceres en los menores de 10 años, el 3.6% de los cánceres en los niños de 10-14 años, y el 7.8% de cánceres en los niños de 15-19 años [18, 19].

El CDT es el cáncer de tiroides más común en niños, representando el 90%, siendo el más frecuente el PTC [20]. Estos tienen una alta avidez por el yodo y son sensibles a la TSH [21]. El tamaño del tumor es generalmente mayor que el de los adultos, generalmente son multicéntricos y con frecuencia exhiben un comportamiento tumoral agresivo. Ademas suelen mostrar una mejor diferenciación (una expresión de NIS mayor) en comparación con la población adulta.

A diferencia de los adultos, los niños presentan un estadio más avanzado de la enfermedad en el momento del diagnóstico. Esto ocurre en el 60-80% de los pacientes pediátricos con CDT [22]. La incidencia de metástasis a distancia es mayor en niños que en adultos, siendo las metástasis pulmonares las más frecuentes [22]. Por otro lado, los niños tienen mayores tasas de recurrencia local o a distancia. Sin embargo, el pronóstico en niños con CDT es excelente, con una mortalidad a los 10 años de un 10% y una supervivencia global del 98%; y a los 20 años una supervivencia global del 95% [23].

Factores predisponentes de cáncer de tiroides en niños

Entre los factores predisponentes más comunes en el cáncer de tiroides son las alteraciones en las vías moleculares biológicas. Los reordenamientos cromosómicos del protooncogen RET han sido asociados con el desarrollo de PTC, en concreto la región RET/PTC es la que promueve la tumorogénesis. Comparado con adultos, los niños con CDT tienen una mayor prevalencia de reordenamientos del gen RET/PTC [26]. La activación de las vías de la señalización de RAS y BRAF, el reordenamiento del protooncogen TRK, el reordenamiento 3p25 del receptor de peroxisoma-proliferador-activado gamma y el gen supresor de tumores p53, todos estos se encuentran entre los genes implicados en la tumorogénesis y el comportamiento biológico del cáncer de tiroides. Otros factores juegan un papel importante en la patogénesis del cáncer de tiroides, son la irradiación de cabeza y cuello [28]. Esto resultó en el abandono del uso de radiaciones para el tratamiento de lesiones benignas.

El aumento de la sensibilidad de los niños a la radiación, especialmente en los niños menores de 5 años, puede ser debido a los niveles elevados de células tiroideas en replicación en comparación con los adultos [28]. La existencia previa de patología benigna de tiroides como el bocio por déficit de yodo, la dishormonogénesis, el déficit de transportador de yodo y la hemiagenesia tiroidea, son factores que pueden favorecer la aparición del cáncer de tiroides.

Manifestaciones clínicas

El CDT en niños se presenta típicamente como una masa asintomática [29]. Aunque solo el 1-5% de los niños tienen nódulos tiroideos, los niños con un nódulo solitario tienen más probabilidades de albergar una neoplasia maligna que los adultos.

La incidencia de cáncer en nódulos tiroideos solitarios extirpados quirúrgicamente en niños es del 14% al 61%, con un promedio aproximado del 26% [30]. Las probabilidades de malignidad aumentan si se ha producido un crecimiento rápido del nódulo, si la masa es dura, adherente a tejidos cercanos, asociados a adenopatías o si hay una historia previa de irradiación de la cabeza y el cuello.

La adenopatía cervical puede ser la expresión inicial de un CDT en niños y adolescentes. Hasta un 80% de los niños con CDT tienen afectación metastásica local en el momento del diagnóstico.

Diagnóstico

- Ecografía y PAAF

La ecografía puede distinguir lesiones sólidas de quistes, cuantificar el tamaño y el número de nódulos presentes, evaluar la presencia de adenopatías cervicales y sirve de guía para la PAAF. Hasta un 8% de las lesiones quísticas son malignas y hasta un 50 % de las sólidas son malignas [31, 32].
Los hallazgos ecográficos sugestivos de malignidad que podemos observar en un nódulo tiroideo son: distintas densidades, márgenes difíciles de definir, aumento del flujo sanguíneo y microcalcificaciones.

La guía de CDT en niños de la ATA de 2015 [33] indica que la ecografía puede determinar si está justificada la PAAF y servir de guía. Finalmente, aunque repetir la PAAF sigue siendo una opción en niños con citología insuficiente o no diagnóstica, se recomienda la cirugía (lobectomía más istmectomía) en lugar de repetir la PAAF para todos los nódulos con citología indeterminada [34].

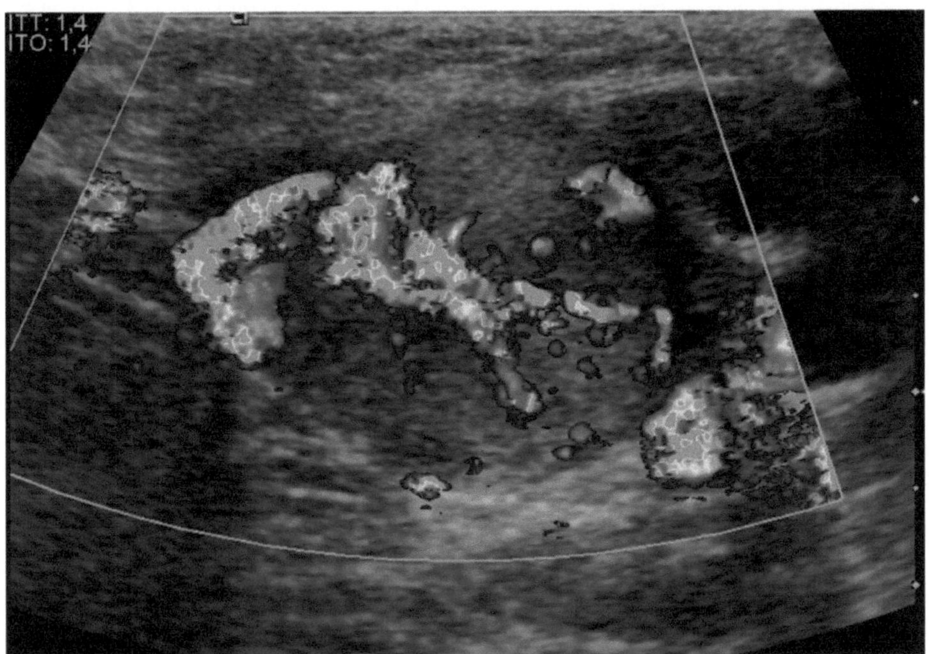

Figura 10. Ecografía doppler de tiroides donde se observa una masa sólida en lóbulo tiroideo.

- Gammagrafía tiroidea con ^{99m}Tc-pertecnetato o con ^{123}I.

La gammagrafía tiroidea con tecnecio-99 metaestable (^{99m}Tc) o con yodo-123 (^{123}I) se ha utilizado para la evaluación diagnóstica de los nódulos tiroideos. Un nódulo "frío", es decir, un nódulo con menos captación del radiofármaco que el resto del parénquima tiroideo, puede indicar la presencia de un cáncer de tiroides, pero esto es algo inespecífico. Según la Guía de la ATA, en niños con nódulo sospechoso, está indicada la gammagrafía de tiroides en pacientes con TSH suprimida [33]. Si el nódulo es hiperfuncionante, el niño debe someterse a una cirugía, ya que hasta un 30% de los niños pueden tener un CDT [35]. La gammagrafía tiroidea no es de utilidad para descartar cáncer de tiroides.

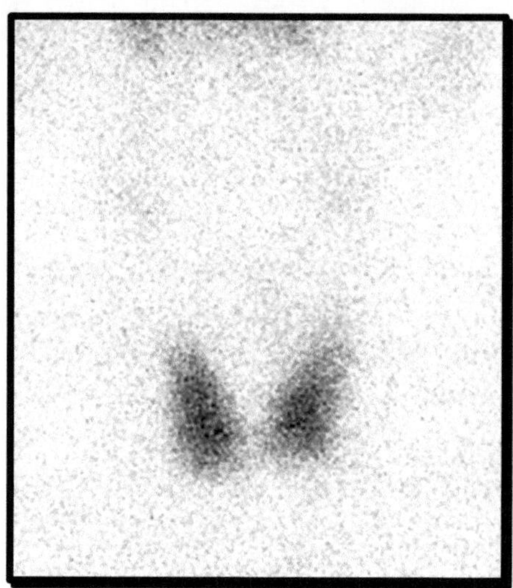

Figura 11. Gammagrafía normal de tiroides con ^{99m}Tc-pertecnetato

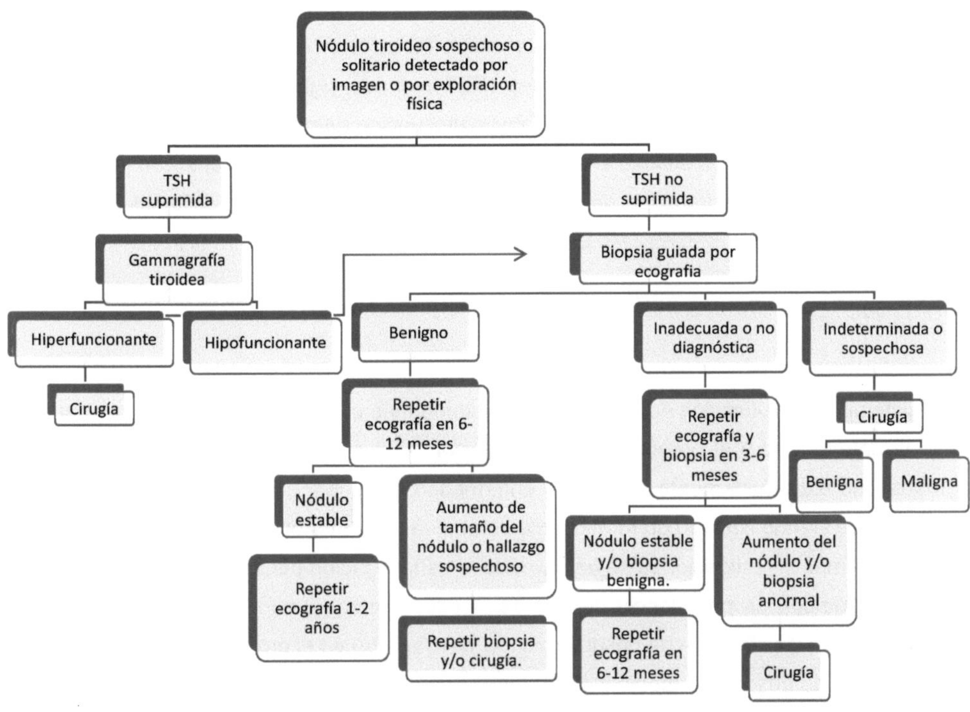

Figura 12. Algoritmo diagnóstico ante un nódulo tiroideo solitario o sospechoso en la edad pediátrica.

- Evaluación ante el diagnóstico de CDT.

La evaluación preoperatoria del niño recién diagnosticado de CDT debe incluir una ecografía de cuello. Esto facilita la identificación de enfermedad metastásica regional no localizada en la exploración física, lo que permite planificar la cirugía y realizar disección completa de los ganglios linfáticos durante la cirugía inicial, con el objetivo de disminuir la tasa de recurrencia y la necesidad de una cirugía adicional.

La realización de una resonancia magnética (IRM) o de una tomografía computadorizada (TC) del cuello con contraste se considera en niños con grandes masas fijas, parálisis de la cuerda vocal o adenopatía metastásica voluminosa, o cuando la invasión del tracto aerodigestivo es preocupante, aunque el uso de contraste yodado retrasa la evaluación postoperatoria y el tratamiento con yodo radioactivo durante unos 2-3 meses tras su empleo. Debido a que la prevalencia de metástasis pulmonares aumenta en los pacientes con CDT, así como las metástasis ganglionares cervicales extensas, se realiza un TC de tórax sin contraste como parte de la evaluación preoperatoria en este grupo. En cambio, en pacientes con CDT sin enfermedad avanzada, no se realiza TC de tórax de rutina.

La tomografía por emisión de positrones (PET por sus siglas en inglés) con fluor-18 desoxiglucosa (^{18}FDG) no se recomienda como evaluación rutinaria en el cáncer de tiroides. Sin embargo, es de gran utilidad en pacientes en seguimiento tras la terapia con radioyodo, en los que la gammagrafía no detecta enfermedad, pero los niveles de tiroglobulina se encuentran elevados.

Estadificación

El sistema de clasificación AJCC TNM es el sistema más utilizado para describir el alcance de la enfermedad y el pronóstico en la población adulta [36]. Sin embargo, debido a la mortalidad extremadamente baja de la enfermedad en niños, el sistema de clasificación TNM sigue siendo limitado en términos de determinación del pronóstico.

En las últimas investigaciones se ha validado la estratificación del riesgo dinámico para el CDT pediátrico.. La prevalencia de la enfermedad estructural aumentaba a medida que aumentaba la clasificación de riesgo inicial de la ATA (5.9% en el grupo de bajo riesgo, 13.6% en el grupo de riesgo intermedio y 45% en el grupo de alto riesgo).

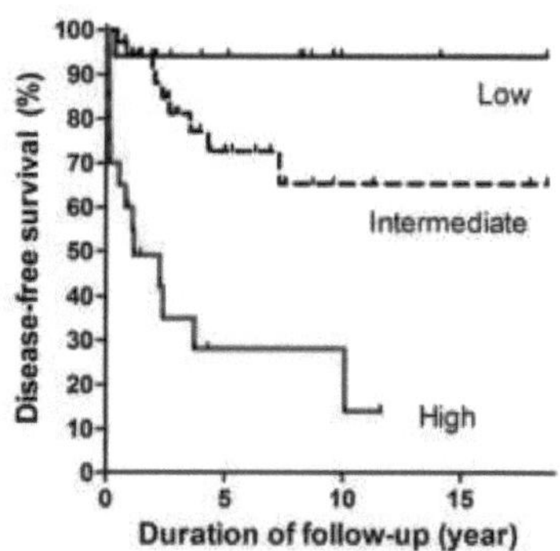

Figura 13. Estratificación de riesgo según la ATA.

El conocimiento del estado de los ganglios linfáticos es especialmente útil para estratificar el riesgo del paciente pediátrico con CDT. Los niños con CDT que tienen enfermedad macroscópica en ganglios linfáticos cervicales en el momento del diagnóstico tienen más probabilidades de tener enfermedad multifocal (89% frente a 16%), una mayor incidencia de metástasis pulmonares (20% frente a 0%) y/o enfermedad recurrente (53% versus 0%) en comparación con niños sin enfermedad ganglionar palpable [38,39].

Tumor primario (T)		
TX		Tamaño no evaluado, limitado a la glándula tiroidea
T1	T1a	<= 1 cm, limitado a la glándula tiroidea
	T1b	> 1 cm, pero <= 2 cm, limitado a la glándula tiroidea
T2		> 2 cm, pero < = 4 cm, limitado a la glándula tiroidea.
T3		> 4 cm, limitado a la glándula tiroidea, o algún tumor con mínima extensión extratiroidea.
T4	T4a	El tumor se extiende más allá de la cápsula tiroidea para invadir tejidos blandos subcutáneos, laringe, tráquea, esófago o nervio laríngeo recurrente.
	T4b	El tumor invade la fascia prevertebral o la arteria carótida o los vasos mediastínicos.
Ganglios linfáticos (N)		
NX		Ganglios linfáticos no evaluados.
N0		No afectación ganglionar regional.
N1	N1a	Metástasis a nivel VI (pretraqueal, paratraqueal, y prelaringea)
	N1b	Metástasis unilateral, bilateral o contralateral en niveles I, II, III, IV o V o retrofaríngea o mediastino superior (nivel VII)
Metástasis a distancia (M)		
MX		Metástasis a distancia no evaluadas
M0		No metástasis a distancia
M1		Metástasis a distancia

Tabla 2. Clasificación TNM del cáncer de tiroides.

Por lo tanto, usando el sistema de clasificación TNM, específicamente la estadificación ganglionar y las metástasis a distancia, se puede clasificar a los pacientes pediátricos en uno de los tres grupos de riesgo. Estos tres grupos son:

1. <u>Grupo pediátrico de bajo riesgo de la ATA</u>: enfermedad limitada al tiroides con N0 o Nx o pacientes con metástasis incidentales N1a, en las cuales "incidental" se define como la presencia de metástasis microscópica en un número pequeño de ganglios linfáticos en el compartimento central. Estos pacientes parecen tener el riesgo más bajo de metástasis a distancia, pero aún pueden estar en riesgo de enfermedad cervical residual, especialmente si la cirugía inicial no realizó una linfadenectomía.

2. Grupo pediátrico de riesgo intermedio de la ATA: Extensa enfermedad N1a o mínima enfermedad N1b. Estos pacientes parecen tener un bajo riesgo de metástasis a distancia, pero tienen un mayor riesgo de resección incompleta de los ganglios linfáticos y enfermedad cervical persistente.
3. Grupo pediátrico de riesgo alto de la ATA: enfermedad regionalmente extensa (N1b extensa) o enfermedad localmente invasiva (tumores T4), con o sin metástasis a distancia. Los pacientes en este grupo tienen el mayor riesgo de resección incompleta, enfermedad persistente y metástasis a distancia.

Tratamiento

Los objetivos del tratamiento primario del CDT son erradicar la enfermedad y aumentar la supervivencia libre de enfermedad. La terapia en el CDT en niños incluye la cirugía y en pacientes con riesgo más elevado, la posibilidad de tratamiento con ^{131}I.

- Cirugía.

La tiroidectomía total o subtotal es la cirugía recomendada en niños, ya que hay un aumento del riesgo de enfermedad bilateral (30%) y multifocal (65%). La realización de una tiroidectomía total permite el uso de ^{123}I o ^{131}I para detectar enfermedad y de ^{131}I para tratar el tejido tiroideo residual y las metástasis locales y distantes. Además, los niveles séricos de tiroglobulina son más sensibles para la detección de enfermedad persistente o recurrente cuando todo el tejido tiroideo normal ha sido extirpado o ablacionado con ^{131}I.
Se recomienda vaciamiento ganglionar del compartimento central en la cirugía inicial en niños con metástasis ganglionares en la parte central o lateral del cuello y que son identificadas preoperatoriamente [40].
La complicación más común de la tiroidectomía, es la disfunción paratiroidea transitoria o permanente que ocurre entre un 5-15% de los casos. Una complicación más grave, específica de la cirugía, es el daño del nervio laríngeo recurrente con una incidencia que varía del 6-12%..

- Tratamiento con ^{131}I

Tradicionalmente, los objetivos de la terapia con yodo radiactivo han sido eliminar el tejido tiroideo remanente después de la tiroidectomía total para facilitar la vigilancia de la enfermedad con los niveles de tiroglobulina (Tg), imágenes o ambos, y para tratar el cáncer de tiroides residual o sus metástasis. Numerosos autores informan de una mejoría en la supervivencia, disminución de la progresión de la enfermedad y de la tasa de recurrencia en pacientes con CDT que recibieron yodo radiactivo. Este apartado será ampliamente desarrollado en el próximo capitulo.

Seguimiento

En el seguimiento a largo plazo en niños con CDT es importante verificar que la TSH esté suprimida y monitorizar los niveles séricos de tiroglobulina, que es el parámetro más importante para detectar la recurrencia de enfermedad.

Después de la cirugía y del tratamiento con yodo radiactivo, y en ausencia de anticuerpos antitiroglobulina (AbTg), los niveles de tiroglobulina superiores a 2 ng/ml con estimulación con TSH recombinante (rhTSH) o mayor de 8-10 ng/ml después de la retirada de la hormona tiroidea son diagnósticos de recurrencia tumoral.

Altos niveles de AbTg, detectados en hasta el 25% de los pacientes con CDT, hacen que las cifras de Tg no sean valorables. Las guías recomiendan que los niveles de AbTg deben valorarse simultáneamente con los niveles de Tg.

El cronograma de vigilancia recomendado para niños con CDT en los que no hay evidencia de enfermedad y en los que los AbTg están ausentes, es la realización de una ecografía de cuello a los 6 meses después de la tiroidectomía para todos los grupos de riesgo pediátrico y, posteriormente de manera anual durante 5 años para los pacientes pediátricos de bajo riesgo y cada 6-12 meses durante 5 años para los grupos de riesgo intermedio y alto. Además, los niveles de Tg se obtienen cada 3-6 meses durante 2 años y luego anualmente para los pacientes pediátricos de bajo riesgo, cada 3-6 meses durante 3 años y luego anualmente para el grupo de riesgo intermedio y cada 3-6 meses durante 5 años y luego anualmente en el grupo de alto riesgo.

La valoración de Tg estimulada o la gammagrafía con ^{123}I puede realizarse periódicamente hasta 1-2 años en pacientes tratados con ^{131}I. El seguimiento a más largo plazo (después de 5 años) debe ser individualizado y basado en el riesgo de recurrencia.

La frecuencia de gammagrafías con yodo radiactivo (^{123}I) en el seguimiento de niños con CDT no se ha establecido.

Por el contrario, repetir el rastreo con yodo radiactivo puede ser beneficioso en niños con metástasis conocidas captadoras de yodo, una vez que haya transcurrido un tiempo significativo (1-2 años) para evaluar la respuesta al tratamiento previo con ^{131}I.

No se recomienda la utilización del PET con ^{18}FDG de forma rutinaria en el seguimiento de niños con enfermedad residual persistente, ya que hay datos muy limitados en cuanto al uso del PET con ^{18}FDG para el CDT en niños.

Capítulo 2.

Medicina Nuclear en el cáncer diferenciado de tiroides:

Su aportación en el diagnóstico y en el tratamiento.

Introducción a la medicina nuclear

La Organización Mundial de la Salud (OMS) define la Medicina Nuclear como una especialidad médica que utiliza fuentes radiactivas para fines de diagnóstico, tratamiento e investigación.

La medicina nuclear permite el estudio de la morfología de un órgano, la evolución de una función fisiológica y el análisis de un componente biológico o la respuesta al tratamiento de un proceso patológico.

Las exploraciones de medicina nuclear constan de dos partes distintas: la primera consiste en la administración de una sustancia radiactiva al paciente y la segunda, en la adquisición de la emisión radiactiva que permita crear una imagen morfofuncional.

Como regla general, se administra una pequeña dosis de una sustancia radiactiva, ajustada al peso del paciente, que se dirigirá al estudio de órganos de acuerdo con su farmacocinética específica y, posteriormente, se metabolizará y eliminará, siendo el tracto urinario la forma más común de eliminación.

Esta sustancia radiactiva puede presentarse como compuestos químicos simples o vinculados a una molécula farmacológicamente activa, denominándose radiofármacos. Por lo tanto, un radiofármaco es la síntesis de una molécula en la que uno de sus átomos es reemplazado por un elemento radiactivo que, una vez administrado, puede usarse con fines diagnósticos o terapéuticos.

La gammacámara es el equipo básico de detección en los estudios convencionales de medicina nuclear y es la que clásicamente se utiliza para las exploraciones realizadas en cáncer de tiroides. La gammacámara es un sistema que convierte fotones emitidos por los radiofármacos administrados en una imagen visible y medible de la distribución espacial del radiofármaco. Esto es posible gracias a un sistema de detección simple o múltiple (conocido como cabezal o detector) que está compuesto por un cristal de centelleo y un colimador. Cuando la radiación colisiona con el cristal de centelleo, generalmente compuesto de yoduro de sodio activado con talio [NaI (Tl)] o yoduro de cesio activado con talio [CsI (Tl)], se genera una pequeña cantidad de luz, la cual posteriormente es transformada en una señal eléctrica. La señal eléctrica se intensifica a continuación por un dispositivo llamado fotomultiplicador. Mientras tanto, los colimadores son unos dispositivos que se anteponen al detector y que permiten la llegada al cristal del detector de los fotones que inciden sólo en una determinada dirección. La sensibilidad del equipo depende del tipo de colimador utilizado, tamaño del orificio, grosor del tabique entre orificios, longitud y distancia entre el colimador y la fuente radiactiva.

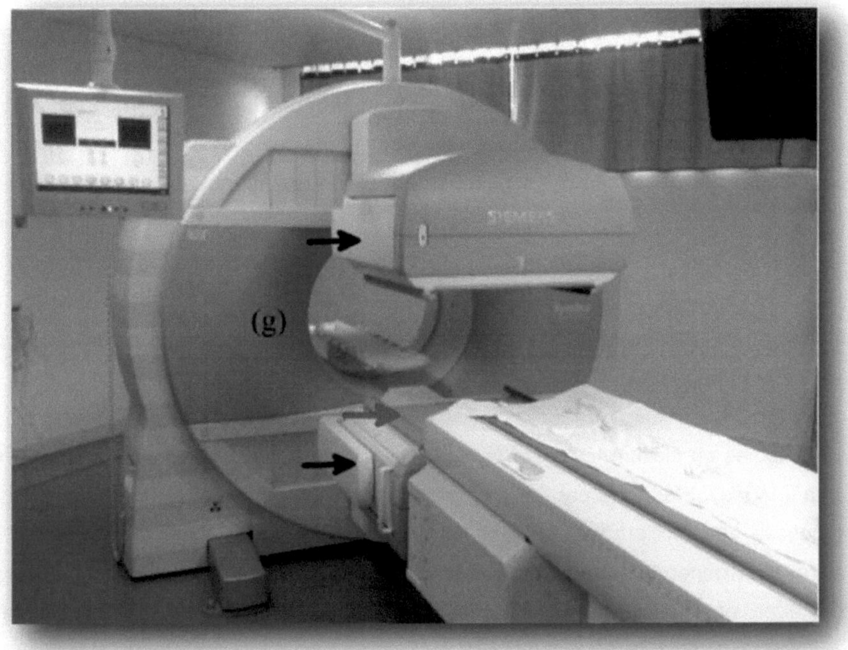

Figura 1. Siemens Symbia T6 camera (Siemens Healthcare, Erlangen, Germany). Los detectores son colocados sobre el paciente (flechas negras) y el colimador se dispone entre el paciente y el detector (flecha roja).

Estos sistemas de detectores no solo permiten la adquisición de imágenes planares en 2 dimensiones, sino que también permiten la adquisición de imágenes en las 3 dimensiones del espacio, conocidas como tomografía computarizada de emisión de fotón único (SPECT por sus siglas en inglés). La adquisición SPECT es posible porque los cabezales del detector pueden rotar alrededor del paciente, con lo que se obtienen imágenes en diferentes proyecciones. Todos estos datos recopilados deben ser procesados, con la ayuda de un software de reconstrucción, generando así las imágenes tomográficas. Las imágenes de SPECT reflejan la distribución espacial del radiofármaco en la región de estudio. Los parámetros que influyen en la reconstrucción de la imagen son básicamente el número de proyecciones, el tiempo de adquisición, el tipo de órbita, la longitud de la órbita (180º, 360º), la secuencia de rotación (continuo o paso a paso) y el radio de giro.

Más reciente es el uso de equipos PET en los estudios de medicina nuclear. En este caso, los radiofármacos deben contener isótopos radiactivos emisores de positrones. Estos poseen un núcleo rico en protones, lo que los hace inestables. Para alcanzar una situación más estable, convierten uno de esos protones en un neutrón con la emisión de un positrón (β+). Este viaja una distancia de escasos milímetros antes de colisionar con un electrón del cuerpo del paciente y se produce el fenómeno conocido como aniquilación. En este fenómeno, la masa en reposo de las dos partículas se transforma en energía, dando como resultado la creación de dos fotones que son emitidos en la misma dirección, pero en sentidos opuestos (180º), y con alta energía (511 KeV). A diferencia de lo que ocurre en la gammagrafía, los fotones de aniquilación tienen que ser detectados por coincidencia por dos detectores opuestos.

Los radioisótopos utilizados en los estudios PET se obtienen después del bombardeo de átomos estables en ciclotrones, generando principalmente ^{18}fluor (^{18}F) y ^{11}Carbono (^{11}C), debido a una mayor facilidad para la producción, marcaje, así como características físicas y energéticas que facilitan su uso, especialmente en el caso del ^{18}F. Actualmente, los detectores PET generalmente están compuestos de oxiortosilicato de lutecio con itrio, que se convierten en los detectores con mayor poder de frenado para los fotones de la aniquilación. Los detectores comúnmente están dispuestos en anillos o en disposiciones poligonales discretas. En dichos sistemas se utiliza detección de multicoincidencia en abanico, con cada elemento detector operando en coincidencia con múltiples elementos detectores opuestos. Las cámaras PET más modernas tienen generalmente 3-4 anillos con 100-200 bloques detectores cada uno. Muchos elementos detectores pequeños (típicamente 8 x 8 = 64) que permiten utilizar solamente 4 tubos fotomultiplicadores en vez de un tubo por un elemento, logrando mayor resolución espacial y minimizando costes.

Un desarrollo reciente, alternativo al bloque detector, es la matriz detectora pixelada, donde pequeños elementos individuales (típicamente de 4x6 mm de superficie por 20 mm de profundidad) se conectan a una guía de luz que lleva al bloque de tubos fotomultiplicadores. Los datos recopilados son transformados por un potente software para su reconstrucción en una imagen en 3 dimensiones.

Tanto las imágenes obtenidas por SPECT como las obtenidas por PET, pueden fusionarse con las imágenes de TC, es más, muchos de los equipos utilizados actualmente son multimodalidad o híbridos, combinando en un solo instrumento SPECT o PET con TC. Estos aparatos brindan un corregistro casi perfecto de imágenes funcionales (SPECT o PET) con imágenes anatómicas (TC) y están teniendo un gran impacto en la práctica clínica.

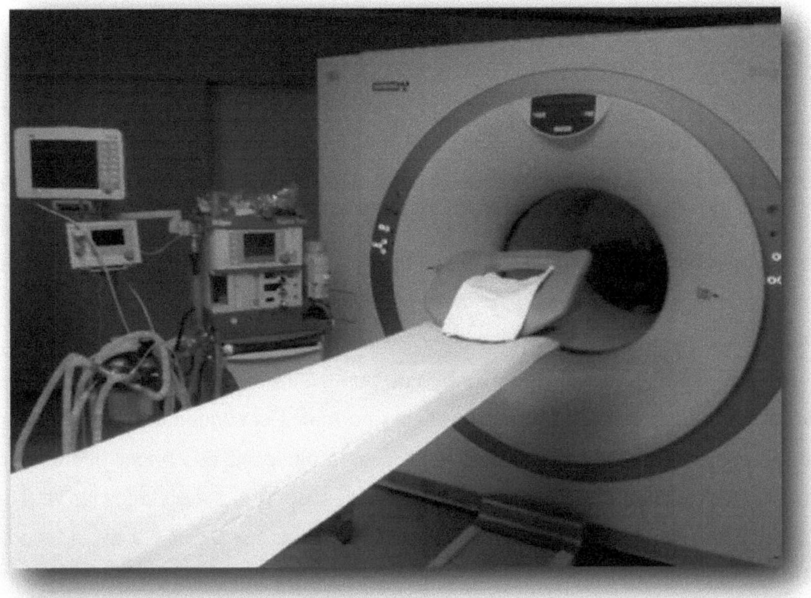

Figura 2. Siemens Biograph-16 PET/CT (Siemens Healthcare, Erlangen, Germany).

La imagen molecular juega un papel importante en el diagnóstico y manejo del cáncer de tiroides, ya que permite la representación visual, caracterización y cuantificación de las características biológicas de las células y tejidos. También ayuda a que los pacientes puedan recibir la terapia más adecuada para su enfermedad, individualizando la estrategia de tratamiento. Las imágenes de medicina nuclear pueden demostrar el tipo de alteraciones presentes en las células tiroideas y son especialmente importantes en la detección de enfermedad residual, recurrencias y metástasis.

En este capítulo resumiremos la aplicación de las imágenes de medicina nuclear en el cáncer de tiroides, más concretamente en el cáncer de tiroides en niños.

Medicina Nuclear en el CDT.

Imagen molecular con yodo radiactivo en CDT.

La teragnosis es una herramienta en medicina personalizada consistente en la utilización de pruebas de diagnóstico para detectar dianas moleculares con la intención de aplicar modalidades terapéuticas individualizadas para cada paciente [42]. El radioyodo, el primer agente teragnóstico, se emplea tanto en el CDT local como en sus metástasis [43]. Por un lado, se pueden realizar pruebas de imagen con diferentes radionúclidos del yodo (^{123}I y ^{131}I para gammagrafías y ^{124}I para PET) en forma de yoduro sódico, tanto en el diagnóstico inicial como en el seguimiento de pacientes con CDT. Y, por otro lado, se puede emplear el ^{131}I para el tratamiento de las lesiones detectadas en estas pruebas de imagen.

La terapia con radionúclidos tiene la ventaja de administrar dosis altas de radiación que se concentran en el tumor sin dañar a los tejidos normales circundantes. El mecanismo de captación del radioyodo en las células foliculares tiroideas o de cáncer diferenciado de tiroides no estaba claro hasta que finalmente se descubrió el simportador Na^+/I^- (NIS) en 1996 [44]. La acumulación de radionúclidos en el cáncer de tiroides o en el tejido sano residual tras una tiroidectomía total es dependiente de la expresión o actividad de éste.

La gammagrafía con radioyodo (^{123}I o ^{131}I) identifica los sitios con tejido residual postquirúrgico o con lesiones metastásicas en pacientes con CDT, ya que captan eficientemente el yodo por la presencia del NIS. Estas lesiones identificadas pueden ser tratadas efectivamente con ^{131}I.

El ^{123}I, un emisor gamma de 159 KeV, tiene una tasa de conteo más alta que el ^{131}I y proporciona un mayor contraste lesión-fondo, por lo que la imagen con ^{123}I ofrece una imagen de excelente calidad. Además, con la misma actividad administrada que el ^{131}I, el ^{123}I presenta una dosis absorbida que es aproximadamente un quinto de la de ^{131}I [44]. La gammagrafía con ^{123}I puede disminuir la exposición a la radiación y evitar el aturdimiento, y es eficaz para su uso en rastreos diagnósticos de yodo en niños con CDT, pero puede perder lesiones pulmonares. Usar ^{123}I puede evitar desventajas como el aturdimiento (efecto stunning) causado por irradiación, como ya hemos comentado antes, y puede aumentar la eficacia terapéutica del ^{131}I. La aplicación clínica del ^{123}I está limitada por su alto coste. Además, las exploraciones de diagnóstico con ^{123}I infravaloran la carga de la enfermedad después del tratamiento en comparación con las exploraciones con ^{131}I, especialmente en niños y en pacientes con terapia previa con radioyodo y / o metástasis a distancia.

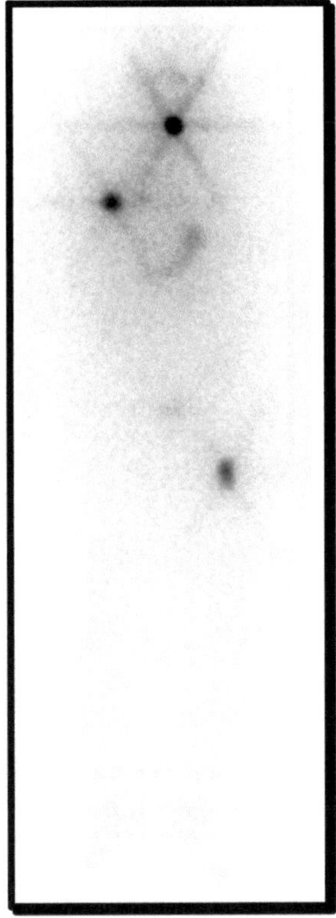

Figura 3. Rastreo gammagráfico con ^{123}I en adulto con DTC [44]

El ^{131}I emite simultáneamente dos tipos de radiación: radiación beta negativa (β–) utilizado para el tratamiento (0.606 MeV, 90 % de su descomposición) y gamma (γ) (364 keV, 10 %) utilizado para el diagnóstico. Su vida media física es de 8.04 días. La vida media biológica del yodo en la glándula tiroides es de aproximadamente 120 días y su vida media efectiva es de 7.6 días. La penetración de la radiación dentro del tejido es de 0.4 mm.

El tratamiento con ^{131}I después de la tiroidectomía total o subtotal, mejora el seguimiento y la monitorización de la recurrencia tumoral. La gammagrafía con ^{131}I tiene una baja resolución espacial, por lo que se obtiene una imagen de baja calidad. Esta peor visualización de los detalles anatómicos en las imágenes planares hace que el diagnóstico, en algunas ocasiones, no sea claro. Sin embargo, el uso de SPECT/TC permite una mejor visualización de la distribución del ^{131}I y ayuda a mejorar la precisión diagnóstica.

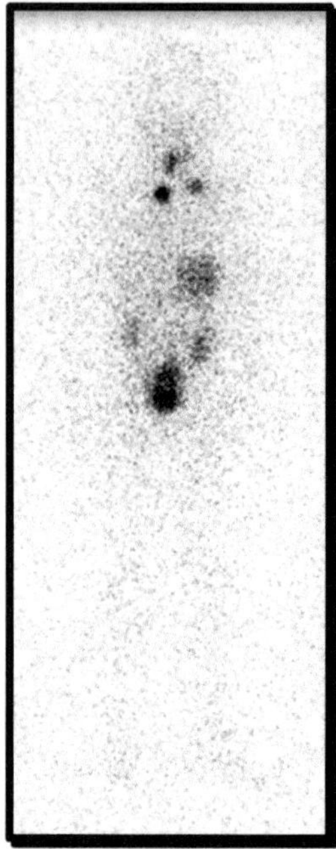

Figura 4. Rastreo gammagráfico con ^{131}I en niño con DTC

El ^{124}I es un radionúclido con una vida media de 4.2 días que presenta dos modos de desintegración (74.4% captura electrónica y 25.6% emisión de positrones). Gracias a esto, se pueden realizar estudios PET, lo que potencialmente ofrece una alta sensibilidad, mejores características de imagen y, en el caso de que el paciente precisara un posterior tratamiento, no produce efecto stunning [45]. En un estudio reciente que comparó las imágenes obtenidas con los diferentes isótopos del yodo (^{123}I, ^{124}I y ^{131}I), el ^{124} I mostró la mejor calidad de imagen. El PET/TC con ^{124}I ha demostrado ser una herramienta de diagnóstico superior para detectar lesiones residuales, recurrentes y metastásicas con una sensibilidad más alta que la gammagrafía con ^{131}I [46]. El PET/TC con ^{124}I es superior a la gammagrafía con ^{131}I en la detección, localización y diferenciación entre el tiroides residual y las metástasis de los ganglios linfáticos cervicales, así como en las metástasis en pulmón, hígado, glándulas adrenales o hueso. Sin embargo, una exploración negativa con ^{124}I no puede ayudar a predecir una gammagrafía post-terapia negativa con ^{131}I para pacientes con elevación de los niveles de Tg, y no debe usarse para excluir la opción de la terapia con ^{131}I [47].

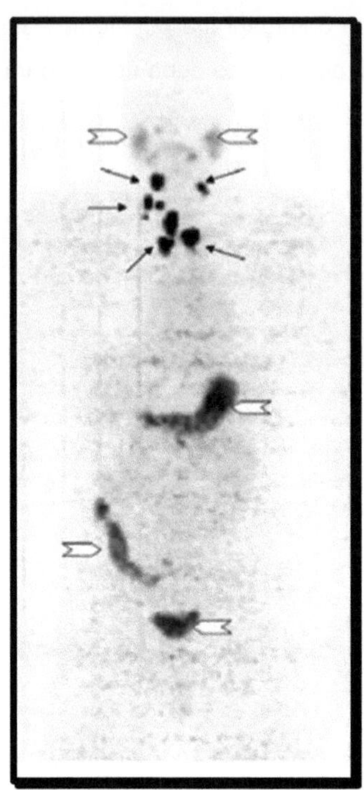

Figura 5. Imagen de PET/TC con ^{124}I en un varón de 16 años con DTC mostrando metástasis ganglionares cervicales y mediastínicas (flechas). Captación fisiológica en glándulas salivares, estomago, colon y vejiga (triángulos) [48]

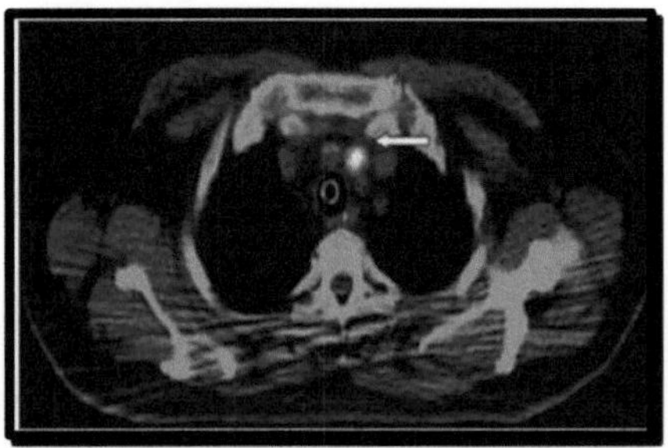

Figura 6. Imagen de PET/TC con ^{124}I en niña de 14 años con metástasis ganglionar mediastínica positiva para yodo [48]

Tratamiento con ^{131}I en pacientes pediátricos.

El enfoque tradicional para el tratamiento de pacientes pediátricos con CDT incluye la terapia con ^{131}I postquirúrgica, cuyos objetivos son eliminar el tejido tiroideo residual para aumentar la sensibilidad de la interpretación de la Tg en suero como biomarcador para la detección de enfermedad recurrente. Además, sirve para disminuir el riesgo de enfermedad recurrente y mejorar la supervivencia.

El ^{131}I está indicado para el tratamiento de la enfermedad locorregional o ganglionar persistente que no puede ser resecada, así como para el tratamiento de las metástasis a distancia. En los pacientes con enfermedad persistente después de la administración de ^{131}I, la decisión de continuar con la terapia con radioyodo debe individualizarse de acuerdo con los datos clínicos y el grado de respuesta alcanzado con terapias previas. Los riesgos y beneficios potenciales deben sopesarse individualmente.

- Preparación del paciente y/o recomendaciones antes del tratamiento.

Si se prescribe el tratamiento con ^{131}I, la TSH debe estar por encima de 30 mUI/L para facilitar la captación del yodo por parte de la célula tiroidea. La mayoría de los niños alcanzará este nivel de TSH a los 14 días de la retirada de T4. Por lo tanto, la suplementación con triyodotironina durante la retirada de T4 generalmente no se requiere, pero puede considerarse para los niños que son especialmente sensibles a los síntomas de hipotiroidismo o si el período de retirada se extiende más allá de las 3 semanas.

El uso de TSH humana recombinante (TSHr) en adultos previo al rastreo con radioyodo está ampliamente aceptada en CDT de riesgo intermedio y alto, y puede provocar una menor actividad de radiación absorbida en la sangre (hasta un tercio inferior) [49], mientras que la experiencia de su uso en niños es limitada. Ésta se administra dos días antes del tratamiento.

Para facilitar la captación del radioyodo, generalmente se prescribe una dieta baja en yodo durante 2 semanas, aunque la eficacia de esta preparación no ha sido demostrada específicamente en niños. Sin embargo, se ha comprobado que una dieta baja en yodo aumenta la dosis efectiva de radiación en el tiroides en un 50–150% en adultos [50]. Por esa razón, se recomienda comúnmente una dieta baja en yodo. En los niños que recibieron contraste intravenoso durante la estadificación preoperatoria, es aconsejable esperar aproximadamente 2 a 3 meses o confirmar valores bajos de yodo en orina de 24 antes de realizar un rastreo con yodo o administrar ^{131}I como tratamiento.

- Indicaciones del tratamiento con radioyodo en pacientes pediátricos.

La decisión de administrar ^{131}I en aquellos pacientes de riesgo intermedio y alto, inicialmente se basará en los resultados del rastreo con radioyodo postoperatorio y los niveles de Tg estimulada, siempre que se descarte la presencia de niveles de anticuerpos antitiroglobulina que interfieran en la determinación de los niveles de Tg. A continuación, enumeramos los criterios a tener en cuenta para indicar el tratamiento en niños:

- El tratamiento con ^{131}I no está indicado en aquellos pacientes con captación mínima en el lecho tiroideo y una Tg estimulada menor de 2 ng/ml, a menos que el paciente tenga un tumor T4 o se conozca la presencia de enfermedad residual cervical microscópica.
- En aquellos sin o captación mínima en el lecho tiroideo, pero con Tg estimulada entre 2-10 ng/ml, se puede realizar el tratamiento con ^{131}I con rastreo gammagráfico posterior al tratamiento, aunque puede considerarse no proceder a la ablación de restos postquirúrgicos, dado que no se ha demostrado beneficio en el riesgo de enfermedad persistente o de recurrencia.
- El tratamiento con ^{131}I se recomienda en los pacientes con Tg estimulada >10 ng/ml, así como en aquellos con metástasis a distancia, muestren o no captación tiroidea.
- En los pacientes con captación cervical fuera del lecho tiroideo, ya sea con o sin metástasis a distancia, se recomienda realizar otras técnicas de imagen (ecografía o SPECT/TC) para evaluar la posible presencia de enfermedad residual significativa susceptible de tratamiento quirúrgico, que sería prioritario al tratamiento con radioyodo. Si no hay enfermedad residual susceptible de tratamiento quirúrgico, entonces se recomienda la terapia con ^{131}I con rastreo gammagráfico posterior al tratamiento.

- Protección radiológica y riesgos de la terapia con radioyodo.

Las directrices generales para la seguridad en la administración de ^{131}I fueron revisadas por el Grupo de trabajo de la ATA sobre seguridad radiológica en 2011 [50]. Hay pocas referencias específicas sobre los niños, pero el documento hace referencia tanto a niños como a adultos. Una vez que se toma la decisión de administrar ^{131}I, la seguridad de los miembros de la familia y de los compañeros de clase ayudará a guiar la decisión de la terapia hospitalaria o ambulatoria. Esto se basará en gran medida en la edad del paciente y la capacidad de comprender las tareas requeridas para la terapia ambulatoria. Otros factores que considerar son la cantidad de radiación retenida por el paciente, el tiempo de exposición y la distancia entre el paciente y otras personas. En general, los niños y adolescentes con CDT son principalmente un riesgo de radiación para otros durante los primeros días después de la terapia con ^{131}I. Para los niños pequeños, esto puede ser especialmente problemático, si aún no están entrenados para ir al baño o tienen miedo de dormir solos.

Si bien no existen datos suficientes sobre el uso de terapias complementarias para minimizar el riesgo del ^{131}I en el niño, la hidratación adecuada es esencial para mejorar el aclaramiento de ^{131}I y debe fomentarse. Dado que el yodo tiene también una eliminación por vía intestinal a tener en cuenta, es conveniente que la evacuación intestinal sea regular. Además, los niños, sobre todo los más pequeños y aquellos tratados con altas dosis de ^{131}I, son propensos a presentar náuseas y/o vómitos, por lo que se puede considerar el uso de antieméticos. Tampoco existen datos suficientes que recomienden el uso de sialogogos (zumo de limón o caramelos ácidos) en niños para acelerar la eliminación del ^{131}I de las glándulas salivales y así reducir el riesgo de sialoadenitis.

- Determinación de la actividad de ^{131}I a emplear.

La decisión de la actividad de ^{131}I para la administración de una dosis terapéutica en niños puede llevarse a cabo por cálculos dosimétricos o bien administrar una dosis empírica. Hasta el momento, no existen actividades estandarizadas de ^{131}I para el tratamiento en niños con CDT. Sin embargo, esta decisión es de especial importancia en pacientes pediátricos con CDT debido a que tienden a tener tumores altamente radiosensibles, voluminosos y extendidos, así como un mayor riesgo de secuelas relacionadas con la radiación a largo plazo.

La actividad "ideal" de radioyodo para tratar el CDT es la cantidad más baja posible de radioyodo que deposita una dosis letal de radiación a toda la lesión/metástasis mientras minimiza los efectos secundarios. La dosis empírica ofrece la ventaja de la simplicidad, si bien tiene la desventaja de no considerar las características individuales de cada paciente. Las actividades fijas empíricas, por su propia concepción, no intentan determinar ni la cantidad mínima de radioyodo necesaria para alcanzar la dosis letal, ni la dosis absorbida máxima razonablemente segura permitida.

Algunos ajustan la actividad de ^{131}I de acuerdo con el peso o el área de superficie corporal (por ejemplo, el peso del niño en kilogramos / 70 kg) en función de la actividad adulta típica utilizada para tratar una extensión de enfermedad similar [51]. Otros sugieren que las actividades de ^{131}I para tratar la enfermedad residual deberían basarse solo en el peso corporal (1.0–1.5 mCi / kg; 37–56MBq / kg), mientras que otros creen que esto puede no ser tan fiable como la dosificación basada en el área de superficie corporal. Para los niños con captación pulmonar difusa o metástasis a distancia, aquellos sometidos a múltiples tratamientos con ^{131}I, o niños que pueden tener una reserva limitada de la médula ósea debido a quimioterapia previa o radioterapia, se puede usar la dosimetría de cuerpo entero para calcular la mayor actividad de ^{131}I que podría teóricamente ser administrará de modo que la actividad absorbida en la sangre no exceda los 200 rads (cGy) y que la retención de todo el cuerpo en 48 horas después de la administración no exceda 4.44 GBq (120 mCi) en ausencia, o 2.96 GBq (80 mCi) en presencia de metástasis pulmonares difusas, respectivamente [51].

La dosis de tratamiento con ^{131}I para niños con CDT recomendadas por Hung and Sarlis son: 100-150 mCi (3.7-5.6 GBq) para solo enfermedad del lecho tiroideo, 150mCi (5.6GBq) cuando están involucrados los ganglios cervicales, y 200mCi (7.4GBq) para metástasis pulmonares, con actividades ajustadas al peso corporal.

La dosimetría también se puede realizar para seleccionar actividades efectivas de ^{131}I para niños con afectación pulmonar o gran carga tumoral en sitios distantes como el hueso [52]. Hay que tener en cuenta que estas restricciones de toxicidad no han sido validadas en pediatría y pueden estar asociadas con una toxicidad significativa en niños pequeños [53]. Además, estos protocolos requieren mucho tiempo y no están disponibles de manera rutinaria en todos los centros. Encontramos la dosimetría basada en la lesión, cuyo objetivo de la dosimetría remanente o de lesión es determinar la actividad de yodo radiactivo que libera la dosis de radiación absorbida prevista para extirpar el remanente tiroideo o para tratar la enfermedad metastásica mientras se minimiza el riesgo para el paciente; las dosis se consideran tradicionalmente de 300 y 80 Gy, respectivamente [48].

El método originado por Benua y Leeper permite una estimación de la dosis de radiación absorbida que se administrará al sistema hematopoyético. Esto es posible porque implica la recopilación de datos en el transcurso de 4 o más días después de la administración de una actividad trazadora de ^{131}I al paciente. Los procedimientos de medición incluyen muestras de sangre en serie y mediciones en serie de la actividad del cuerpo completo del paciente utilizando una sonda. En el enfoque clásico de Benua, la sangre se considera el órgano crítico que se irradia ya sea de las partículas radiactivas que se distribuyen por la sangre o de las emisiones originadas por la actividad dispersa en el resto del cuerpo. De este procedimiento no se dispone de datos clínicos sistemáticos en niños.

- Seguimiento con radioyodo.

Aproximadamente a los 4–7 días después de la terapia con ^{131}I, se debe realizar una exploración de todo el cuerpo posterior al tratamiento. En ocasiones, el rastreo de cuerpo completo posterior al tratamiento puede revelar una enfermedad metastásica (regional o pulmonar) que no era evidente en el rastreo pretratamiento [54], hasta dos lesiones más en un 46 % de los pacientes [55]. Si se identifican nuevas lesiones en el rastreo postratamiento, se puede añadir imágenes de SPECT/TC que dan una mayor definición de la enfermedad residual.

Durante el seguimiento de los niños con CDT que se sospecha que tienen enfermedad residual, se puede usar el rastreo con radioyodo para informar la decisión de usar o no ^{131}I y de la actividad de ^{131}I que se administrará, también teniendo en cuenta los niveles de Tg y el resultado anterior.

En niños de riesgo intermedio y alto que han recibido radioyodo, se puede realizar un control al año o a los 2 años de la ablación.

Se debe realizar un rastreo con radioyodo en niños con enfermedad pediátrica de alto riesgo que fueron tratados previamente con ^{131}I o que se sabía que tenían enfermedad metastásica captadoras de yodo según una gammagrafía previa al tratamiento. El rastreo debe realizarse después de al menos 12 meses de seguimiento clínico.

Una vez que se obtiene un rastreo negativo, no hay beneficio de realizar rastreos para evaluar la recurrencia de la enfermedad, siempre que el paciente permanezca sin evidencia clínica de la enfermedad.

- Efectos secundarios derivados del ^{131}I.

Hay efectos secundarios agudos y a largo plazo y complicaciones asociadas con la exposición al ^{131}I terapéutico. Los efectos secundarios a corto plazo del ^{131}I son bien conocidos e incluyen daño a los tejidos que incorporan el yodo radiactivo, lo que resulta en sialoadenitis, xerostomía, caries dental, estomatitis, sequedad ocular y obstrucción del conducto nasolagrimal. Existen estrategias para ayudar a tratar o prevenir los efectos secundarios relacionados con ^{131}I; sin embargo, incluso una sola actividad de ^{131}I puede conducir a una disfunción permanente de la glándula salival con xerostomía de por vida, un aumento de la incidencia de caries dentales y un aumento del riesgo de lesiones malignas en la glándula salival [56]. El uso de caramelos o jugo de limón a las 24 horas después de la dosis de ^{131}I, con una hidratación vigorosa durante 3-5 días, puede proteger la función de la glándula salival. No se ha demostrado que el uso de rhTSH disminuya la toxicidad de la glándula salival en comparación con la suspensión de la hormona tiroidea; sin embargo, la disfunción lagrimal fue más frecuente en pacientes sometidos a suspensión de la hormona tiroidea [57]. Se ha informado daño gonadal tanto en mujeres como en hombres. En los varones, el aumento transitorio de la hormona estimulante del folículo (FSH) es común y puede persistir hasta 18 meses después de la exposición al ^{131}I [58]. El aumento de las actividades acumulativas de ^{131}I puede conducir a una disminución de la espermatogénesis generalmente sin un efecto sobre la producción de testosterona.

Las pautas actuales recomiendan que los hombres eviten los intentos de concepción durante al menos 4 meses después de la terapia con ^{131}I. Los testículos postpuberales parecen ser más vulnerables, que los testículos prepuberales, a los efectos tóxicos de la radiación ionizante. Por lo tanto, los varones postpuberales deben recibir asesoramiento y se debe considerar el almacenamiento del esperma en aquellos que reciben actividades acumuladas ± 400 mCi (14.8 GBq). La amenorrea transitoria y las irregularidades menstruales se informan hasta en el 17% de las mujeres menores de 40 años. Otros estudios no han mostrado un aumento en la infertilidad, el aborto espontáneo o los defectos congénitos después de ^{131}I [59]. En conjunto, estos datos han llevado a recomendar que se evite la concepción durante el año inmediatamente posterior a la administración de ^{131}I [60]. Puede producirse una supresión aguda de la médula ósea, pero los parámetros hematológicos generalmente se normalizan dentro de los 60 días posteriores a la exposición al ^{131}I. Comúnmente, se produce una disminución en el recuento de leucocitos y plaquetas dentro del primer mes después del tratamiento. Esto es seguido por una disminución menos pronunciada en el recuento de eritrocitos en el segundo mes después del tratamiento, pero generalmente todos los parámetros se normalizan en aproximadamente 3 meses después de la terapia [61]. La supresión de la médula ósea a largo plazo es rara; sin embargo, hay casos reportados de leucemia después de múltiples actividades altas ^{131}I administradas en un corto período de tiempo. Por lo tanto, es importante permitir la recuperación de la médula ósea entre tratamientos con ^{131}I.

Algunos estudios que combinan pacientes de todas las edades han demostrado que la terapia con ^{131}I está asociada con un mayor riesgo de neoplasias secundarias y un aumento de la mortalidad general para pacientes con CDT. Los efectos del radioyodo puede amplificarse en niños porque una actividad dada de ^{131}I se distribuye a distancias más cortas, es absorbida por órganos más pequeños y acumulada por células con mayor potencial de crecimiento y proliferación. A pesar de estas limitaciones, Rubino et al. [62] propusieron una relación actividad-respuesta en la que el riesgo relativo de una segunda neoplasia maligna parece aumentar por encima de una actividad acumulativa de 200 mCi (7,4 GBq), y Rivkees et al. [63] sugirieron un mayor riesgo por encima de una exposición acumulativa a 300 mCi (11.1 GBq) de ^{131}I. Sin embargo, hay informes anecdóticos de leucemia mielógena aguda después de 85 mCi (3,1 GBq), cáncer de pulmón después de 150 mCi (5,6 GBq) y adenocarcinoma después de 200 mCi (7,4 GBq). Desafortunadamente, faltan datos a largo plazo para definir una actividad "segura" de ^{131}I. Por último, para los pacientes pediátricos con metástasis pulmonares, existe un riesgo significativo de fibrosis pulmonar inducida por ^{131}I cuando la actividad retenida de ^{131}I excede de 80 mCi (3 GBq). Por esa razón, los pacientes con una absorción significativa en el rastreo pretratamiento son candidatos para dosimetría o dosis reducida de ^{131}I.

Otros radiofármacos en CDT y metástasis.

Están todavía disponibles muchos isótopos para imágenes de pacientes con sospecha de recurrencia y metástasis del CDT. Además del radioyodo, se han intentado muchos radiofármacos alternativos para identificar metástasis, especialmente en casos donde no hay yodo radiactivo. Estos radiofármacos son ^{201}Tl, ^{99m}Tc-sestamibi, ^{99m}Tc-tetrofosmin,^{99m}Tc-depreotida, y ^{111}In-octreotida, que han sido excepcionalmente útiles. El mayor interés de utilizar radiofármacos diferentes al yodo, es en los casos en los que el rastreo con radioyodo es negativo y la Tg está elevada. Se ha descrito que la PET/TC con ^{18}F-FDG, ^{99m}Tc-MIBI, ^{201}Tl y ^{99m}Tc-tetrofosmina son principalmente útiles cuando la exploración es negativa con ^{131}I y la Tg es positiva, especialmente la PET/TC con ^{18}F-FDG. Se ha demostrado que los cánceres de tiroides con baja afinidad por el yodo tienden a tener un metabolismo de glucosa más alto, que está relacionado con un NIS disminuido y una mayor expresión del gen transportador de glucosa 1, por lo que la PET/TC con ^{18}F-FDG parece tener mayor sensibilidad en este entorno y puede ser útil para identificar a los pacientes con mayor riesgo o pacientes con pocas probabilidades de beneficiarse de la terapia con ^{131}I. Las lesiones metastásicas sin captación de yodo son un fenotipo menos diferenciado y son propensas a tener mayor actividad glucolítica, lo que resulta en una alta absorción de glucosa en la PET/TC con ^{18}F-FDG.

Muchos estudios han demostrado que la imagen de PET/TC con ^{18}F-FDG puede ser útil para detectar la recurrencia o metástasis de CDT con rastreo negativo y Tg positivo [64].

La sensibilidad aumenta con niveles de Tg estimulada más alta (Tg >28.5 ng/ml, sensibilidad: 100%) [65] . La PET/TC con ^{18}F-FDG también se usa de manera efectiva para el seguimiento y la evaluación del pronóstico de las metástasis y recurrencias de CDT. Debido al alto coste y a que no está disponible en todos los hospitales, PET/TC con ^{18}F-FDG se ha utilizado como una herramienta complementaria en lugar de un método normal para identificar el riesgo de muerte y el seguimiento de CDT. Como hemos comentado anteriormente en la población pediátrica no se utiliza de rutina y se realiza valorando de manera individualizada a cada paciente que tenga un rastreo negativo con Tg elevada.
Existen otras alternativas en estos casos, a pesar de que su práctica clínica es poco común debido a una menor sensibilidad y especificidad en comparación con la PET/TC con ^{18}F-FDG. Se ha demostrado que la gammagrafía con ^{201}Tl es útil para detectar el cáncer de tiroides diferenciado metastásico con radioyodo negativo. Un estudio sobre la comparación de los resultados de la gammagrafía para la captación de ^{201}Tl y FDG en pacientes con CDT después de la tiroidectomía total indica que el patrón de distribución de la FDG tiene un patrón similar al de ^{201}Tl [66].
El ^{99m}Tc-sestamibi, o ^{99m}Tc-tetrofosmin, siempre se han utilizado para imágenes de paratiroidea y perfusión miocárdica, respectivamente, pero también es un agente oncotropo como el ácido dimercaptosuccínico pentavalente (DMSA). El ^{99m}Tc-sestamibi se usa cada vez más para evaluar los nódulos tiroideos benignos y malignos. Se ha demostrado que las células de cáncer de tiroides captan ^{99m}Tc-sestamibi. En caso de sospecha y con citología benigna / indeterminada, ^{99m}Tc-tetrofosmin puede ser útil en la decisión terapéutica de la cirugía.
Sin embargo, ambos radiofármacoes son de uso ilimitado para la detección y la monitorización de lesiones neoplásicas porque a menudo generan resultados falsos positivos [67].
La gammagrafía con receptores de somatostatina, con ^{111}In o ^{99m}Tc marcados con análogos de los receptores de somatostatina, pueden usarse para la detección de pacientes con CDT. Depreotido es un análogo de somatostatina marcado con ^{99m}Tc, que se une con alta afinidad al receptor de somatostatina tipo 2,3 y 5. Los pacientes con estudio negativo con radioyodo con sospecha de cáncer de tiroides recurrente o metastásico fueron investigados con ^{99m}Tc-depreotido y PET/TC con ^{18}F-FDG, en casos seleccionados, se realizó la confirmación con TC y /o ecografía, junto con citología o examen histológico. Los resultados indicaron ser verdaderos positivos en nueve pacientes (90%, 9/10) con ^{99m}Tc-depreotido y en 7 pacientes (70%, 7/10) con PET/TC con ^{18}F-FDG. El ^{99m}Tc-depreotido dio una alta especificidad de detección de enfermedad recurrente o metastásica en comparación con PET/TC con ^{18}F-

FDG [68]. Además, Stokkel et al. reveló una sensibilidad del 82% con ^{111}In para la detección de metástasis a distancia en pacientes con elevación de la Tg y rastreo con yodo negativo [69].

Imágenes moleculares en CDT con lesiones desdiferenciadas o refractarias.

Algunos CDT se diferenciaron en cánceres de tiroides poco diferenciados (PCDT) durante el tratamiento. La desdiferenciación se relaciona con un aumento de GLUT1 y de la proliferación [70]. Una fracción pequeña de CDT y casi todos los PCDT tienen una biología tumoral más agresiva con la pérdida de expresión / función de NIS, por lo que el diagnóstico y el tratamiento basados en el yodo radioactivo son ineficaces [71]. Se ha documentado que aproximadamente un tercio de todos los CDT no concentran el yodo radioactivo y tienen un peor pronóstico [72]. Otras historias muestran que entre el 20 y el 40% de los pacientes con cáncer recurrente de tiroides o metástasis ganglionares pierden su capacidad de acumular yodo radioactivo debido a la desdiferenciación de las células tumorales [73] Además, dos tercios de los pacientes con metástasis a distancia finalmente desarrollan enfermedad refractaria al yodo radioactivo. Para estos pacientes, el rastreo con radioyodo es negativo y no pueden beneficiarse del tratamiento con yodo. En este caso, se necesitan modalidades de imagen alternativas, como PET/TC con ^{18}F-FDG, RM y PET/RM con ^{18}F-FDG [48]. La PET/TC con ^{18}F-FDG se usa con mayor frecuencia en la vigilancia de las lesiones refractarias al yodo con tiroglobulina en niveles altos [74]. Análogos de somatostatina marcados con ^{177}lutecio (^{177}Lu) es una opción terapéutica prometedora con toxicidad mínima, buena tasa de respuesta y excelentes beneficios de supervivencia, y el PET/TC con ^{68}Ga- análogos de somatostatina se usa para determinar la densidad del receptor de somatostatina en la lesión del tumor / metástasis y en la respuesta al tratamiento [75].

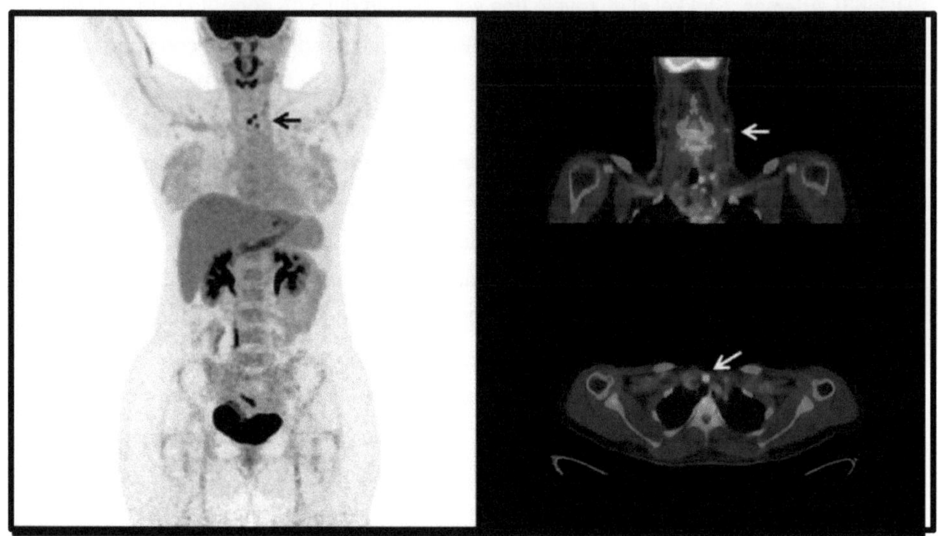

Figura 7: Paciente con carcinoma papilar de tiroides con rastreo gammagráfico con ^{131}***I negativo y Tg elevada. PET/CT con F-FDG que muestra aumento de la captación en el cuello lo que indica enfermedad recurrente y afectación ganglionar cervical lateral [76].***

Capítulo 3.

Cáncer diferenciado de tiroides en niños tratados con radioyodo:

Nuestra experiencia.

Introducción

La medicina nuclear forma un papel importante en el manejo del paciente con cáncer de tiroides, tanto para la valoración de tejido tiroideo residual tras la cirugía, como para el rastreo corporal total en caso de recurrencia o sospecha de metástasis. El tratamiento con radioyodo forma parte del tratamiento habitual del cáncer de tiroides.
En el caso del cáncer de tiroides pediátrico, debido a su poca frecuencia, las pautas y estrategias de tratamiento para este cáncer generalmente la experiencia se extrapola de protocolos de adultos. Puesto que las peculiaridades de esta patología a esta edad, tal como que presentan mayor probabilidad de encontrarse en estadios avanzados en el diagnóstico inicial, altas tasas de recurrencia local y a distancia, hace que su manejo sea más complicado. La intervención quirúrgica sigue siendo la piedra angular del manejo, en el que la mayoría de las veces se realiza tiroidectomía total con linfadenectomía selectiva seguida de tratamiento hormonal sustitutivo. El tratamiento con radioyodo es individualizado siguiendo una serie de criterios, la mayor controversia existe en el cálculo de dosis para el paciente, recomendándose el cálculo de dosis ablativa de forma empírica o por peso, y las dosis posteriores mediante dosimetría. Debido a la sensibilidad de los niños a la radiación, la administración del radioyodo debe realizarse siempre teniendo en cuenta el riesgo, sobre todo en los casos con rastreo corporal positivo a nivel regional o ganglionar que no pueda ser resecado o en metástasis a distancia.
En este capítulo, explicaremos en detalle nuestra experiencia con 3 casos de cáncer de tiroides en niños ingresados en nuestro hospital. Estos tres pacientes eran niños de edad entre 5, 10 y 10 años respectivamente, que se sometieron a rastreo corporales después de la cirugía para valoración de tratamiento con yodo radiactivo.

Nuestra experiencia.

Aquí describimos en detalle los 3 casos de cáncer de tiroides registrados en nuestro hospital en la que el seguimiento inicial y el control fueron realizado de acuerdo con la decisión del comité hospitalario:

Caso 1:

El primer caso es una niña de 5 años de edad sin alergias medicamentosas conocidas, con desarrollo psicomotor normal y vacunación correcta, que consulta en octubre de 2011 por una masa laterocervical izquierda de un mes de evolución, con perfil tiroideo normal. En cuanto a sus antecedentes familiares la madre es de origen polaco, pero sin relación con zonas de escape radiactivo.

Debido a la masa que presentaba el paciente se realiza una ecografía tiroidea (Figura 1) donde se mostraba una lesión hiperecogénica hipervascular de aspecto heterogéneo y al menos 21 x 16 x 40 mm de diámetro. Su aspecto era altamente sugestivo de neoformación tiroidea. También se apreció dos adenopatías metastásicas en la cadena carotídea izquierda, que mostraban el mismo patrón de calcificaciones psamomatosas, en este caso periféricas. Sus diámetros transversos máximos eran de 10 y 16 mm.

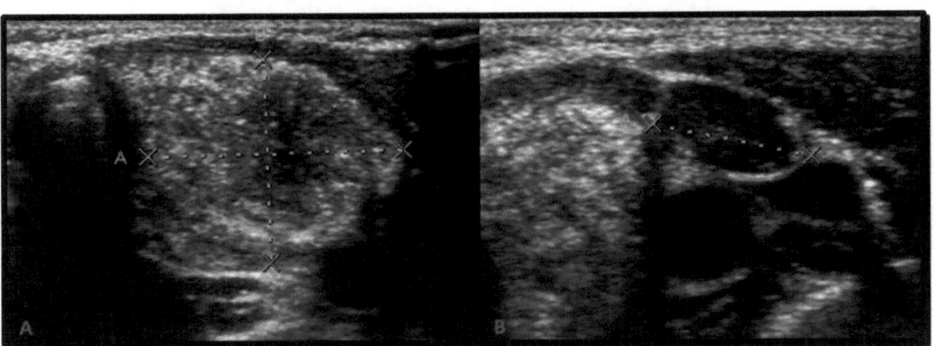

Figura 1. Ecografía tiroidea. A. Nódulo hiperecogénico en el lóbulo tiroideo izquierdo. B. Adenopatías metastásicas adyacentes a la carótida izquierda.

Debido a los hallazgos anteriormente mencionados, la paciente se sometió a una PAAF del nódulo tiroideo cuyo resultado fue un carcinoma papilar. La adenopatía situada homolateral al lóbulo tiroideo también fue biopsiada, y resultó ser una metástasis de carcinoma papilar.

Como parte del estudio de extensión se realizó un TC de cuello y tórax (Figura 2) donde se apreciaba neoformación a nivel del lóbulo tiroideo izquierdo, en relación con su carcinoma papilar de tiroides conocido. También se evidenció adenopatía situada a nivel de la cadena espinal accesoria izquierda infrahioidea cuyo eje corto era de 11 mm y que podría ser sospechosa de malignidad. La exploración de tórax no mostró hallazgos patológicos.

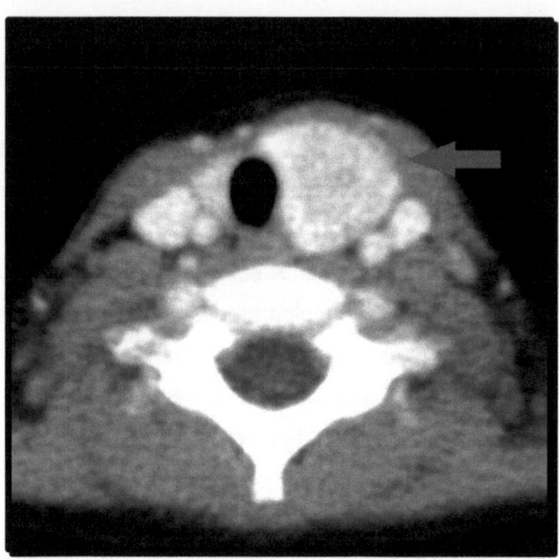

Figura 2. TC de cuello. Neoformación en lóbulo tiroideo izquierdo (flecha roja)

En noviembre de 2011 la paciente fue intervenida quirúrgicamente realizándose una tiroidectomía total con linfadenectomía cervical bilateral. El análisis histopatológico de las piezas quirúrgicas reveló un carcinoma papilar de tiroides variante esclerosante difusa con afectación extratiroidea mínima. Los márgenes quirúrgicos eran libres. También se evidenció metástasis ganglionar en la cadena cervical izquierda (13 de 22 ganglios extirpados). Después de la cirugía se pautó levotiroxina 75 microgramos al día y carbonato cálcico tres veces al día.

A los 3 meses (febrero de 2012) después de la cirugía la paciente fue derivada al servicio de medicina nuclear para valoración de tratamiento con radioyodo. Previa a la realización de imágenes la paciente suspendió la toma de tiroxina durante 4 semanas y una dieta baja en yodo durante 2 semanas. Principalmente se realizó rastreo corporal total pretratamiento, administrándole 1 mCi de ^{131}I. La adquisición de imágenes fue a las 54 horas post-administración con una gammacámara con colimador de alta energía. Las imágenes fueron de cuerpo entero y sectoriales del cuello. El rastreo pretratamiento (Figura 3) mostró un foco de captación sobre área anatómica del tiroides compatible con restos tiroideos postquirúrgicos, y varios focos extratiroideos que se podían corresponder con ganglios linfáticos. En las demás zonas exploradas sólo se observaba la actividad que corresponde a la eliminación fisiológica del trazador, por vía urinaria a través de los riñones o por vía digestiva a través de las glándulas salivares. En la analítica realizada en el momento del rastreo, la yoduria se encontraba elevada lo que indicaba una preparación subóptima (Ioduros en orina = 23.2 mcg/dl). Los niveles de Tg detectados en suero se encontraban significativamente por encima de los que se encuentran en pacientes con sólo restos tiroideos. Y no se observaron niveles perturbadores de AbTg (TSH = 244.7 µU/ml, Tg = 157.58 ng/ml, T4L < 0.35 ng/ml y AbTg = 23.7 UI/ml).

Para proceder al tratamiento del tejido tiroideo funcionante detectado se ingresó a la paciente en la Unidad para Tratamientos Metabólicos con ^{131}I en donde se le administró una cápsula de 50 mCi, previa firma de consentimiento informado por escrito por parte de los padres. En el rastreo post-tratamiento no se detectó focos patológicos nuevos (Figura 4).

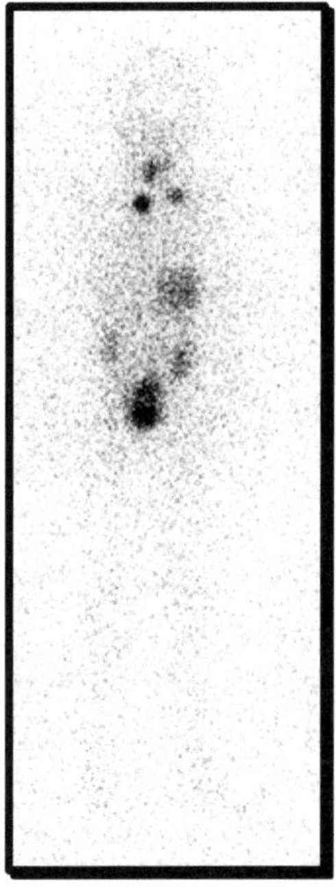

Figura 3. Rastreo gammagráfico corporal total con ^{131}I pretratamiento. Se observa captación en lecho tiroideo y focos extratiroideos probablemente relacionados con adenopatías.

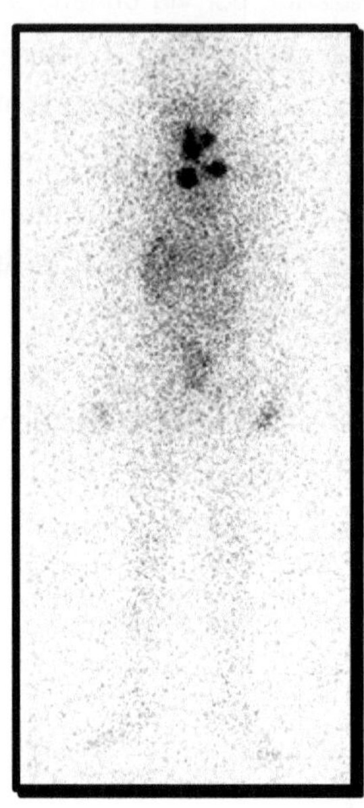

Figura 4. Rastreo gammagráfico corporal total con ^{131}I posttratamiento. No se observan nuevos focos patológicos.

Se realizó un control al año de la ablación (Febrero 2013) (Figura 5), donde se hizo, tras la administración de 2 mCi de ^{131}I, previa suspensión del tratamiento con tiroxina y una dieta baja en yodo de 4 semanas, una gammagrafía corporal total para valoración de la respuesta al tratamiento. El rastreo no mostró focos de captaciones patológicas que sugirieran la presencia de enfermedad local o metastásica. Sólo se observaba la actividad que corresponde a la eliminación fisiológica del trazador, por vía urinaria a través del riñón o por vía digestiva a través de las glándulas salivales, principalmente. Los niveles de Tg en suero se encontraban en el límite de seguridad establecido (Tg = 2.11 ng/ml y TSH =126.43 µU/ml) y no se detectaron concentraciones perturbadoras de anticuerpos AbTg (AbTg = 2.4 UI/ml).

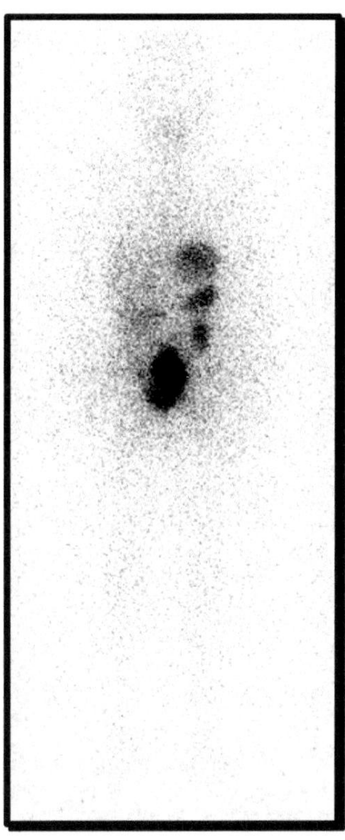

Figura 5. Rastreo gammagráfico corporal total con ^{131}I de control al año de la ablación. No mostró captaciones patológicas que sugirieran enfermedad.

En Marzo de 2015 (Figura 6) la paciente vuelve acudir al Servicio de Medicina Nuclear para seguimiento con radioyodo de su cáncer de tiroides. Igualmente se administró 2 mCi de ^{131}I, previa suspensión del tratamiento con tiroxina y una dieta baja en yodo de 4 semanas, para realizar una gammagrafía corporal total. El estudio se realizó con una TSH adecuadamente estimulada (TSH: 286.60 µU/ml) y valores de yoduria por debajo del límite de la normalidad (Yoduria: 6.8 mcg/dl), lo que indicaba una óptima preparación previa. En las imágenes no se observaron focos de captación del trazador. La Tg estaba en niveles detectables (Tg: 3.98 ng/ml, si bien el valor de Tg del estudio previo era menor y fue obtenido por otro método analítico, por lo que no eran comparables) y no se encontraron concentraciones perturbadoras de AbTg (AbTg: < 20.0 UI/ml).

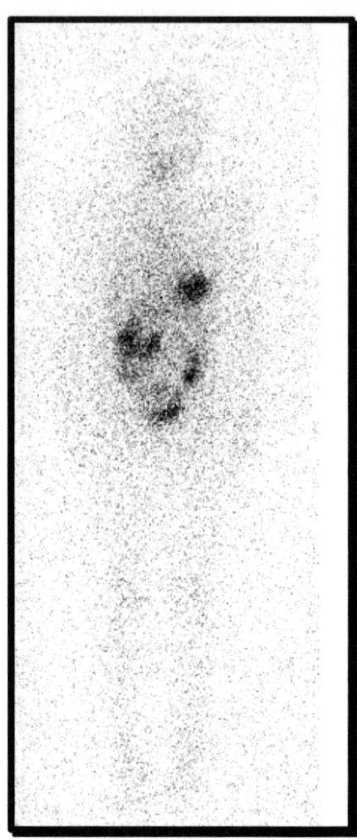

Figura 6. Rastreo gammagráfico corporal total con ^{131}I de control. No se observaron captaciones patológicas del trazador.

El último control con rastreo con radioyodo fue en 2017 (Figura 7), con igual preparación que los anteriores y misma dosis de ^{131}I. El estudio se realizó con una TSH adecuadamente estimulada. El rastreo con yodo no mostró captaciones patológicas que sugirieran enfermedad. La Tg estaba en niveles detectables, aunque en descenso respecto al estudio previo de Marzo de 2015 (Tg: 2.11 ng/ml) y no había concentraciones perturbadoras de AbTg (AbTg: 11.1 UI/ml).

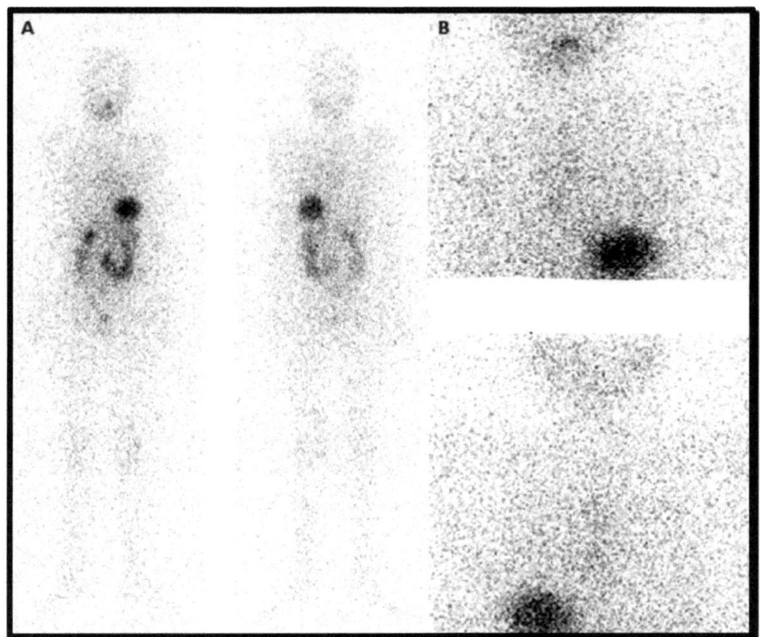

Figura 7. Rastreo gammagráfico con ^{131}I de control al año de la ablación. A. Rastreo corporal total. B. Imágenes selectivas de cuello. No mostró captaciones patológicas que sugirieran enfermedad.

La paciente evoluciona favorablemente y en la actualidad está libre de enfermedad, y con seguimientos periódicos por parte de endocrinología pediátrica.

Caso 2

Niña de 10 años de edad, cuyos antecedentes familiares eran desconocidos por adopción. Natural de Etiopía, sin alergias medicamentosas conocidas. Consulta por nódulo tiroideo que apareció bruscamente, coincidiendo con dolor de garganta sin síntomas catarrales, y de 4 meses de evolución.

La analítica de sangre demostró una tiroglobulina de 339 ng/ml con TSH normal y AbTg negativos.

En la ecografía tiroidea (Figura 7) se objetivó nódulos sólidos hiperecogénicos en ambos lóbulos tiroideos.

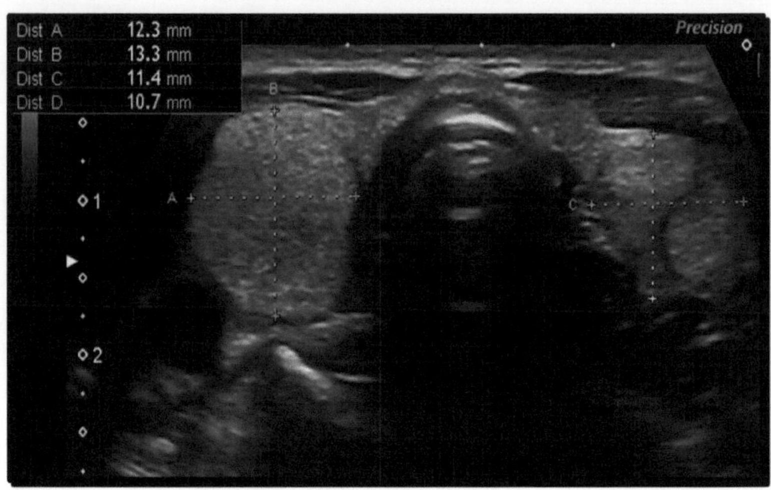

Figura 7. Ecografía tiroidea. Se aprecian nódulos en ambos lóbulos tiroideos.

Se realiza PAAF bajo control ecográfico cuyo resultado fue un bocio coloide con intensa hiperplasia folicular. Categoría diagnóstica de la clasificación de Bethesda: indeterminado. Se repitió la PAAF recogiendo muestra del nódulo localizado en el lóbulo tiroideo derecho, el resultado fue una alteración celular propia de tumor folicular. Aun así, el anatomopatólogo indicaba que existía hiperplasia folicular intensa, y era totalmente compatible con un tumor folicular.

La paciente se somete a intervención quirúrgica en mayo de 2015 realizándose una tiroidectomía total. El análisis histopatológico de la muestra determinó un carcinoma papilar de tipo convencional y patrón de crecimiento macrofolicular, multifocal e intratiroideo, con un nódulo de 1,9 cm en el lóbulo derecho y dos nódulos de 0,7 y 1,1 cm en el lóbulo izquierdo, que respetaban márgenes quirúrgicos. Tras la cirugía se le pautó levotiroxina una vez al día.

Posteriormente la paciente se derivó al Servicio de Medicina Nuclear para la realización de tratamiento con yodo radiactivo. Previa a la realización de imágenes la paciente suspendió la toma de tiroxina durante 4 semanas y una dieta baja en yodo durante 2 semanas. Principalmente se realizó rastreo corporal total pretratamiento (Figura 8), administrándole 1 mCi de ^{131}I. La adquisición de imágenes fue a las 54 horas postadministración con una gammacámara con colimador de alta energía. Las imágenes fueron de cuerpo entero y sectoriales del cuello. El rastreo pretratamiento mostró un foco de captación localizado en línea media cervical compatible con restos tiroideos postquirúrgicos. En el resto de la exploración sólo se observó la actividad que corresponde a la eliminación fisiológica del trazador, por vía urinaria a través de los riñones o por vía digestiva. En la analítica realizada en el momento del rastreo, la yoduria se encontraba por debajo del límite de la normalidad (Ioduros en orina = 1,82 mcg/dl) y con una TSH adecuadamente estimulada (TSH = 348,30 µU/ml). La Tg detectada en suero se encontraba en niveles sugestivos de la presencia de sólo restos tiroideos postquirúrgicos (Tg = 3,57 ng/ml) y no se habían encontrado concentraciones perturbadoras de AbTg (AbTg < 20 U/ml).

Para eliminar tejido tiroideo funcionante detectado se ingresó a la paciente en la Unidad de Terapia Metabólica donde se le administró una cápsula de 30 mCi de ^{131}I, previa firma de consentimiento informado por escrito por parte de los padres. En el rastreo post-tratamiento (Figura 9) no se detectó focos patológicos nuevos.

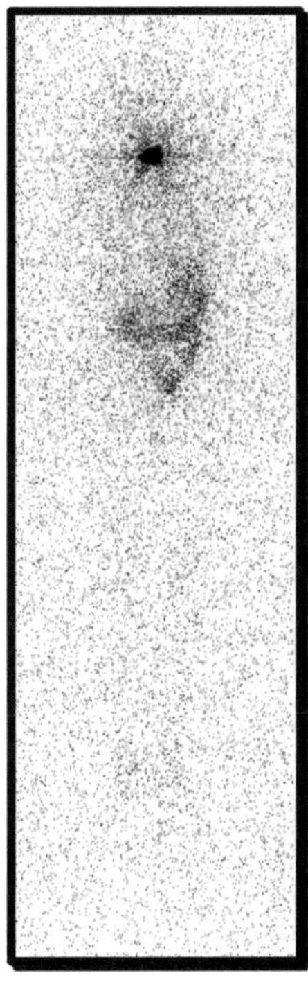

Figura 8. Rastreo gammagráfico corporal total con ^{131}I pretratamiento. Se observa únicamente captación en lecho tiroideo sugestivo de restos tiroideos postquirúrgicos.

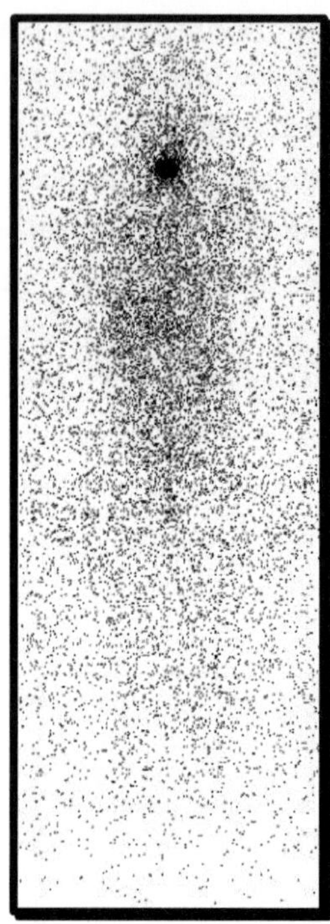

Figura 9. Rastreo gammagráfico corporal total con ^{131}I posttratamiento. No se observan nuevos focos patológicos.

La paciente sigue con controles anuales con ecografía tiroidea y analíticas, con una evolución favorable con niveles de tiroglobulina indetectables y ecografía sin hallazgos patológicos.

Caso 3

Niño de 10 años de edad sin alergias medicamentosas conocidas, desarrollo psicomotor normal y vacunación correcta según calendario. En un reconocimiento médico para el fútbol descubren una tumoración izquierda en el cuello de unos 3 cm de diámetro mayor sin síntomas de disfunción hormonal ni locales.

La ecografía tiroidea (Figura 10) ponía en evidencia una masa sólida heterogénea bien circunscrita de contorno lobulado que se relacionaba íntimamente con el lóbulo tiroideo izquierdo.

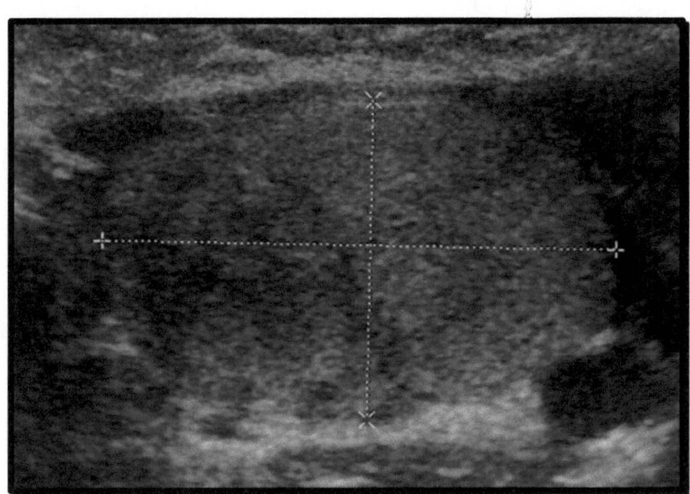

Figura 10. Ecografía tiroidea. Se aprecia una masa sólida en lóbulo tiroideo izquierdo.

También se realiza al paciente un TC de cuello (Figura 11) con contraste que confirmaba el origen tiroideo de la masa cervical, que asentaba sobre el lóbulo izquierdo y desplazaba ligeramente en sentido contralateral a la tráquea sin comprometer su calibre. No mostraba componente intratorácico ni adenopatías de tamaño significativo acompañantes.

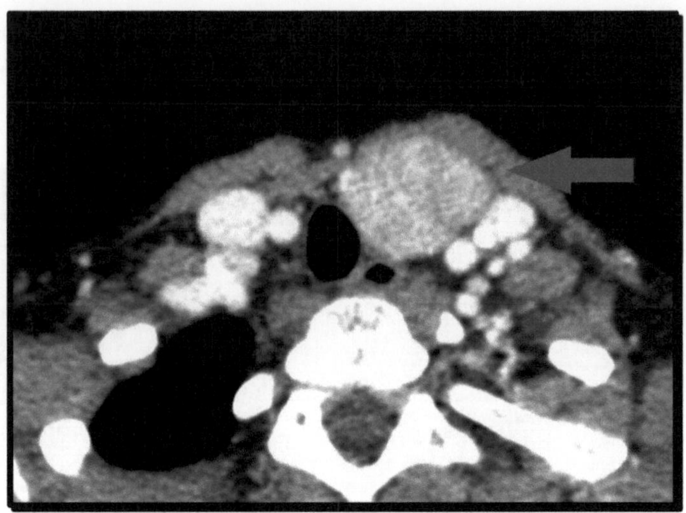

Figura 11. TC de cuello. Masa en lóbulo tiroideo izquierdo (flecha roja) con desplazamiento de la tráquea en sentido contralateral.

Posteriormente se realizó una PAAF bajo control ecográfico para tipificación de la masa tiroidea cuyo resultado anatomopatólogo fue intensa hiperplasia folicular. Categoría diagnóstica de la clasificación de Bethesda: indeterminado.

Dado el resultado de la biopsia, se le realiza una gammagrafía de tiroides con 2,5 mCi de ^{99m}Tc-pertecnectato (Figura 12) en el que se observaba un área de ausencia de captación del trazador localizada en su polo inferior, con captación conservada en el resto del tiroides.

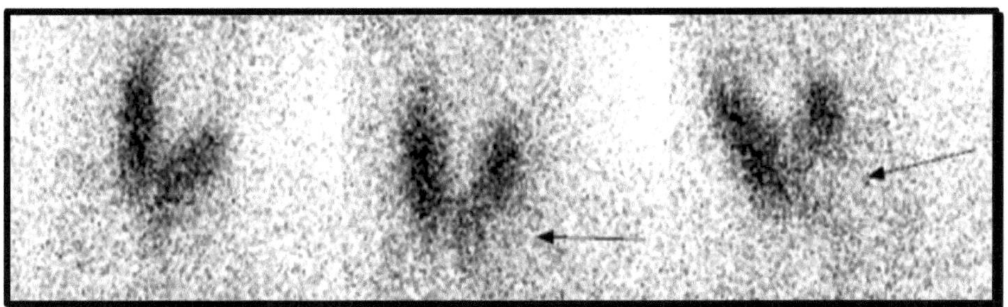

Figura 12. Gammagrafía tiroidea que muestra ausencia de captación en el polo inferior del lóbulo tiroideo izquierdo.

Teniendo en cuenta estos resultados se decide en comité multidisciplinar la realización de una hemitiroidectomía izquierda. El análisis histopatológico de la pieza quirúrgica determinó un carcinoma folicular encapsulado mínimamente invasor que medía 4 cm, con márgenes quirúrgicos libres y se extirpó un ganglio linfático sin alteraciones.

A continuación, el paciente se sometió a nueva cirugía para la extirpación del lóbulo tiroideo derecho que se analizó y demostró tejido tiroideo sano.

Después de la cirugía el paciente fue derivado al servicio de medicina nuclear para valoración de tratamiento con radioyodo. Previa a la realización de imágenes el paciente suspendió la toma de tiroxina durante 4 semanas y una dieta baja en yodo durante 2 semanas. Principalmente se realizó rastreo corporal total pretratamiento, administrándole 1 mCi de ^{131}I. La adquisición de imágenes fue a las 54 horas postadministración con una gammacámara con colimador de alta energía. Las imágenes fueron de cuerpo entero y sectoriales del cuello. El rastreo pretratamiento (Figura 13) mostró un foco de captación sobre área anatómica del tiroides compatible con restos tiroideos postquirúrgicos. En las demás zonas exploradas sólo se observaba la actividad que corresponde a la eliminación fisiológica del trazador, por vía urinaria a través de los riñones o por vía digestiva a través de las glándulas salivares. En la analítica realizada en el momento del rastreo, la yoduria se encontraba dentro los rangos normales lo que indicaba una preparación previa óptima

(Ioduros en orina 2,9 mcg/dl). Los niveles de Tg detectados también se encontraban dentro de la normalidad (Tg 1,42 mg/ml) y no se observaron niveles perturbadores de AbTg (AbTg 16,2 UI/ml).

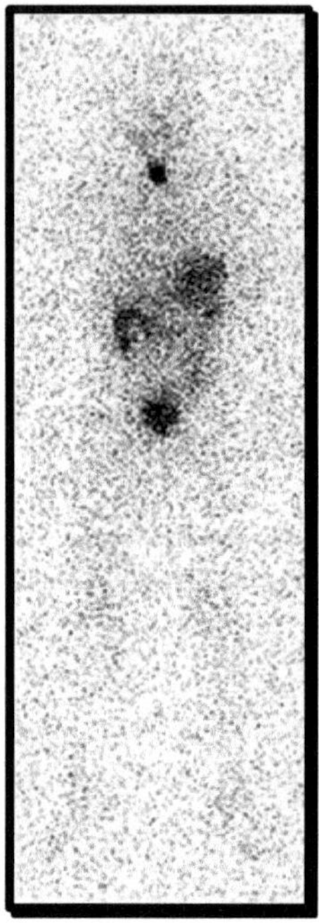

Figura 13. Rastreo gammagráfico corporal total con ^{131}I pretratamiento. Se observa captación en el cuello que correspondían restos tiroideos.

Para proceder al tratamiento del tejido tiroideo funcionante detectado se ingresó a la paciente en la Unidad para Tratamientos Metabólicos con ^{131}I donde se le administró una cápsula de 30 mCi de ^{131}I, previa firma de consentimiento informado por escrito por parte de los padres. En el rastreo posttratamiento no se detectó focos patológicos nuevos.

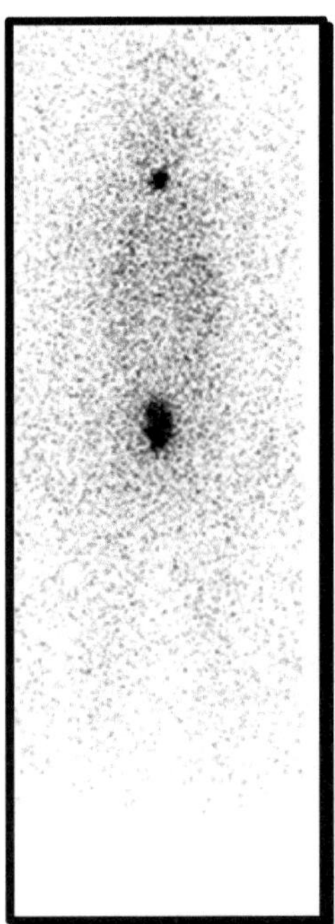

Figura 14. Rastreo gammagráfico corporal total con ^{131}I posttratamiento. No se observan nuevos focos patológicos.

El paciente realiza controles periódicamente con ecografía cervical y analítica, siendo la última revisión con valores de Tg < 0,04 ng/ml con una TSH de 26,90 µU/ml y antiTg 10,7 U/ml. El paciente se encuentra con una respuesta excelente y actualmente en remisión total (ausencia total de enfermedad).

Aunque la medicina nuclear está ampliamente establecida en el manejo del cáncer de tiroides en la edad adulta, en niños existen controversias, sobre todo en la dosificación, en la que hay autores que se decantan más por realizar una dosimetría para fijar la dosis y otros que prefieren dosis empírica. Además, la estadificación y el manejo de estos pacientes difiere del que se realiza en los adultos, por lo que a veces es individualizada. Por ello nos parece interesante aportar nuestra experiencia en este tipo de pacientes.

Bibliografía

1. Chen AY, Jemal A, Ward EM. Increasing incidence of differentiated thyroid cancer in the United States, 1988–2005. Cancer. 2009; 115(16).3801–3807.

2. Bleyer A, O´Leary M, Barr R, Ries LA. 2006 Cancer Epidemiology in older adolescents and young adults 15 to 29 years of age, including SEER incidence and survival: 1975-2006. National Cancer Institute, NIH Pub. No 06-5767. Bethesda: NIH; 2006.

3. Francis GL, Waguespack SG, Bauer AJ, et al: Management Guidelines for children with thyroid nodules and differentiated thyroid cancer. The American Thyroid Association Guidelines Task Force on Pediatric Thyroid Cancer. Thyroid 2015;25(7):716-759.

4. Howlader N, Noone AM, Krapcho M, Miller D, Brest A, Yu M, Ruhl J, Tatalovich Z, Mariotto A, Lewis DR, Chen HS, Feuer EJ, Cronin KA (eds). SEER Cancer Statistics Review, 1975-2016,National Cancer Institute. Bethesda, MD,https://seer.cancer.gov/csr/1975_2016/, based on November 2018 SEER data submission, posted to the SEER web site, April 2019.

5. LAS CIFRAS DEL CANCER EN ESPAÑA EN 2020 [Internet]. SOCIEDAD ESPAÑOLA DE ONCOLOGIA MEDICA. 2020 [citado 9 abril 2020]. Disponible en: http/: https://seom.org/seomcms/images/stories/recursos/Cifras_del_cancer_2020.pdf

6. DeLellis RA, Lloyd RV, Heitz PU. Pathology and Genetics: Tumors of Endocrine Organs. WHO classification of Tumors. IARC Press, Lyon 2004.

7.Gonzalez-Gonzalez R, Bologna-Molina R, Carreon-Burciaga RG, Gomezapalacio-Gastelum M, Molina-Frechero N, Salazar-Rodriguez S. Papillary thyroid carcinoma: differential diagnosis and prognostic values of its different variants: review of the literature. ISRN Oncol. 2011.

8. Tielens ET, Sherman SI, Hruban RH, Ladenson PW. Follicular variant of papillary thyroid carcinoma. A clinicopathologic study. Cancer. 1994; 73: 424-431.

9. Sherman SI. Thyroid carcinoma. Lancet. 2003; 361: 501-511.

10. Fukushima M, Ito Y, Hirokawa M, Akasu H, Shimizu K, Miyauchi A. Clinicopathologic characteristics and prognosis of diffuse sclerosing variant of papillary thyroid carcinoma in Japan: an 18-year experience at a single institution. World J Surg 2009; 33: 958-962.

11. Nikiforov Y, Gnepp DR, Fagin JA. Thyroid lesions in children and adolescents after the Chernobyl disaster: implications for the study of radiation tumorigenesis. J Clin Endocrinol Metab. 1996; 81: 9-14.

12. Rosai J, Carcangiu ML, DeLellis RA, 1992 Tumors of the Thyroid Gland. Atlas of Tumor Pathology, Armed Forces Institute of Pathology, Washington, D.C.

13. Lopez-Penabad L, Chiu AC, Hoff AO, Schultz P, Gaztambide S, Ordoñez NG, et al. Prognostic factors in patients with Hürthle cell neoplasms of the thyroid. Cancer. 2003; 97: 1186-1194.

14. Riesco-Eizaguirre G, Santisteban P. ENDOCRINE TUMOURS: Advances in the molecular pathogenesis of thyroid cancer: lessons from the cancer genome. Eur J Endocrinol.2016 Nov;175(5):203-17.

15. Nikiforov YE, Nikiforova MN. Molecular genetics and diagnosis of thyroid cancer. Rev Endorinol. 2011. 30;7(10):569-80.

16. Riesco-Eizaguirre G, Gutiérrez- Martinez P, García-Cabezas MA, Nistal M, Santisteban P. The oncogene BRAF V600E is associated with a high risk of recurrence and less differentiated papillary thyroid carcinoma due to the impairment of Na+/I- targeting to the membrane. Endocr Relat Cancer;13 (1):257-69.

17. Xing M, Alzahrani AS, Carson KA, Shong YK, Kim TY, Viola D, et al. Association between BRAF V600E mutation and recurrence of papillary thyroid cancer. J Clin Oncol. 2015;33(1):42-50.

18. Bernstein L,Gurney JG:Carcinomas and other malignant epithelial neoplasms. ICCCXI. Pediatric Monograph.In:Ries LAG,Smith MA, Gurney JG, et al.,(eds):Cance r Incidence and Survival Among Children and Adolescents .UnitedS tates SEER Program 1975-1995. National Cancer institute,SEER Program NIH Pub.No.99-4649,Bethesda,MD, 1999.

19.WaguespackS,WellsS,RossJ,et al:Thyroid cancer.SEERAYA monograph. In:BleyerWA,O'LearyM,BarrR,etal.,(eds):Cancer Epidemiology in Older Adolescents and Young Adults 15-29 years of age,including SEER Incidence and Survival:1975-2000.[NIHPub.No. 06-5767,Bethesda,MD];National CancerInstitute,Bethesda,MD, 2006;143-154.

20. Demidchik YE, Demidchik EP, Rein(ers C, et al: Comprehensive clinical assessment of 740 cases of surgically treated thyroid cancer in children in Belarus. Ann Surg 2006;243:525-532.

21. BalochZW, Livolsi VA: Pathology and cytopathology. In: Braverman LE, Cooper DS, (eds): The Thyroid: A Fundamental and Clinical text. ed 10. Philadelphia, PA: Lippincott Williams & Wilkins; 2013. pp. 326-353.

22. Pacini F: Thyroid cancer in children and adolescents. J Endocrinol Invest 2002;25:572-573 .

23. Hay ID, Gonzalez-Losada T, Reinalda MS, et al: Long-term outcome in 215 children and adolescents with papillary thyroid carcinoma treated during 1940-2008. World J Surg 2010;34:1192-1202.
24. Wu XC, Chen VW, Steele B, et al: Cancer incidence in adolescents and young adults in the United States, 1992-1997. J Adolesc Health 2003;32:405-415.
25. Brandi ML, Gagel RF, Angeli A, et al: Guidelines for the diagnosis and therapy of MEN type 1 and type 2. J Clin Endocrinol Metab 2001;86:5658-5671.
26. Pacini F, Elisei R, Romei C, et al: RET proto-oncogene mutations in thyroid carcinomas: Clinical relevance. J Endocrinol Invest 2000;23: 328-338.
27. Penko K, Livezey J, Fenton C, et al: BRAF mutations are uncommon in papillary thyroid cancer of young patients. Thyroid 2005;15:320-325.
28. Yamashita S, Saenko V: Mechanisms of disease: Molecular genetics of childhood thyroid cancers. Nat Clin Pract Endocrinol Metab 2007;3: 422-429.
29. Dottorini ME, Vignati A, Mazzucchelli L, et al: Differentiated thyroid carcinoma in children and adolescents: A 37 year experience in 85 patients. J Nucl Med 1997;38:669-675.
30. Gharib H, Papini E: Thyroid nodules: Clinical importance, assessment, and treatment. Endocrinol Metab Clin North Am 2007;36:707-735.
31. Yastovich A, Laberge JM, RoddC, et al: Cystic thyroid lesions in children. J Pediatr Surg 1998;33:866-870.
32. Desjardins JG, Khan AH, Montupet P, et al: Management of thyroid nodules in children: A 20 year experience. J Pediatr Surg 1987;22: 736-739.
33. Francis GL, Waguespack SG, Bauer AJ, et al: Management Guidelines for children with thyroid nodules and differentiated thyroid cancer. The American Thyroid Association Guidelines Task Force on Pediatric Thyroid Cancer. Thyroid 2015;25(7):716-759.
34. Smith M,Pantanowitz L,Khalbuss WE,et al:Indeterminant pediatric fine need leaspirations:Astudyof68cases.ActaCytol2013;57:341-348.
35. Niedziela M, Breborowicz D, Trejster E, et al: Hot nodules in children and adolescents in western Poland from 1996-2000: Clinical analysis of 31 patients. J Pediatr Endocrinol Metab 2002;15:823-830.
36. 2010 Thyroid. In: Edge SB, Byrd DR, Compton CC, Fritz AG, Greene FL, Trotti A (eds) AJCC Cancer Staging Manual. Seventh edition. Springer, New York, NY, pp 87–96.
37. Shon SY, Kim YN, Kim HI, Kim TH, Kim SW, Chung JH. Validation of dynamic risk stratification in pediatric differentiated thyroid cancer. Endocrine. 2017; 58 (1):167-175.

37. Yukawa N, Rino Y, Masuda M, Ito K 2009 Treatment strategy of papillary thyroid carcinoma in children and adolescents: clinical significance of the initial nodal manifestation. Ann Surg Oncol 16:3442–3449.
38. Borson-Chazot F, Causeret S, Lifante JC, Augros M, Berger N, Peix JL 2004 Predictive factors for recurrence from a series of 74 children and adolescents with differentiated thyroid cancer. World J Surg 28:1088–1092.
39. Francis GL, Waguespack SG, Bauer AJ, et al: Management Guidelines for children with thyroid nodules and differentiated thyroid cancer. The American Thyroid Association Guidelines Task Force on Pediatric Thyroid Cancer. Thyroid 2015;25(7):716-759.
40. Bargren AE, Meyer-Rochow GY, Delbridge LW, et al: Outcomes of surgicallymanaged pediatric thyroid cancer. J Surg Res 2009;156:70-73.
41. Ahn BC. Personalized medicine based on theranostic radioiodine molecular imaging for differentiated thyroid cancer. *BioMed Research International.* 2016.
42. Silberstein EB. Radioiodine: the classic theranostic agent. *Seminars in Nuclear Medicine. 2012.* 42(3): 164–170.
43. Ahn BC. Sodium iodide symporter for nuclear molecular imaging and gene therapy: from bedside to bench and back. *Theranostics. 2012.* 2 (4): 392–402.
44. Sumati Sundaraiya. Nuclear Imaging in Thyroid Diseases - An Overview. 2016.
45. Gulec SA, Kuker RA, Goryawala M. 124I PET/CT in patients with differentiated thyroid cancer: Clinical and quantitative image analysis. *Thyroid. 2016.* 26 (3): 441–448.
46. Phan HT, Jager PL, Paans AMJ. The diagnostic value of 124I-PET in patients with differentiated thyroid cancer. European Journal of Nuclear Medicine and Molecular Imaging. 2008. 35 (5):958–965.
47. G. R. Khorjekar, D. Van Nostrand, C. Garcia et al., "Do negative 124I pretherapy positron emission tomography scans in patients with elevated serum thyroglobulin levels predict negative 131I posttherapy scans?" *Thyroid*, vol. 24, no. 9, pp. 1394–1399, 2014.
48. Luster M, Lassman M, Freudenberg LS, Reiners C. Thyroid cancer in childhood: Management strategy, including dosimetry and long-term results. HORMONES 2007, 6(4):269-278
49. Hanscheid H, Lassmann M, Luster M, Thomas SR, Pacini F, Ceccarelli C, Ladenson PW, Wahl RL, Schlumberger M, Ricard M, Driedger A, Kloos RT, Sherman SI, Haugen BR, Carriere V, Corone C, Reiners C 2006 Iodine biokinetics and dosimetry in radioiodine therapy of thyroid cancer: procedures and results of a prospective international controlled study of ablation after rhTSH or hormone withdrawal. J Nucl Med 47:648–654.

50. Pluijmen MJ, Eustatia-Rutten C, Goslings BM, Stokkel MP, Arias AM, Diamant M, Romijn JA, Smit JW 2003 Effects of low-iodide diet on postsurgical radioiodide ablation therapy in patients with differentiated thyroid carcinoma. Clin Endocrinol 58:428–435.
51. Dinauer C, Francis GL 2007 Thyroid cancer in children. Endocrinol Metab Clin North Am 36:779–806, vii.
52. Maxon HR 3rd, Englaro EE, Thomas SR, Hertzberg VS, Hinnefeld JD, Chen LS, Smith H, Cummings D, Aden MD 1992 Radioiodine-131 therapy for well-differentiated thyroid cancer—a quantitative radiation dosimetric approach: outcome and validation in 85 patients. J Nucl Med 33:1132–1136.
53. Tuttle RM, Leboeuf R, Robbins RJ, Qualey R, Pentlow K, Larson SM, Chan CY 2006 Empiric radioactive iodine dosing regimens frequently exceed maximum tolerated activity levels in elderly patients with thyroid cancer. J Nucl Med 47:1587–1591.
54. Nemec J, Rohling S, Zamrazil V, Pohunkova D 1979 Comparison of the distribution of3 diagnostic and thyroablative I-131 in the evaluation of differentiated thyroid cancers. J Nucl Med 20:92–97.
55. Parisi MT, Eslamy H, Mankoff D. Management of Differentiated Thyroid Cancer in Children: Focus on the American Thyroid Association Pediatric Guidelines. Semin Nucl Med. 2016;46(2):147–64.
56. Klubo-Gwiezdzinska J, Van Nostrand D, Burman KD, Vasko V, Chia S, Deng T, Kulkarni K, Wartofsky L 2010 Salivary gland malignancy and radioiodine therapy for thyroid cancer. Thyroid 20:647–651.
57. Schlumberger M, Catargi B, Borget I, Deandreis D, Zerdoud S, Bridji B, Bardet S, Leenhardt L, Bastie D, Schvartz C, Vera P, Morel O, Benisvy D, Bournaud C, Bonichon F, Dejax C, Toubert ME, Leboulleux S, Ricard M, Benhamou E 2012 Strategies of radioiodine ablation in patients with low-risk thyroid cancer. N Engl J Med 366:1663–1673.
58. Rosario PW, Barroso AL, Rezende LL, Padrao EL, Borges MA, Guimaraes VC, Purisch S 2006 Testicular function after radioiodine therapy in patients with thyroid cancer. Thyroid 16:667–670.
59. Smith MB, Xue H, Takahashi H, Cangir A, Andrassy RJ 1994 Iodine 131 thyroid ablation in female children and adolescents: long-term risk of infertility and birth defects. Ann Surg Oncol 1:128–131.
60. Garsi JP, Schlumberger M, Rubino C, Ricard M, Labbe M, Ceccarelli C, Schvartz C, Henri-Amar M, Bardet S, de Vathaire F 2008 Therapeutic administration of 131I for differentiated thyroid cancer: radiation dose to ovaries and outcome of pregnancies. J Nucl Med 49:845–852.

61. Verburg FA, Hanscheid H, Biko J, Hategan MC, Lassmann M, Kreissl MC, Reiners C, Luster M 2010 Dosimetry-guided high-activity (131)I therapy in patients with advanced differentiated thyroid carcinoma: initial experience. Eur J Nucl Med Mol Imaging 37:896–903.

62. Rubino C, de Vathaire F, Dottorini ME, Hall P, Schvartz C, Couette JE, Dondon MG, Abbas MT, Langlois C, ATA GUIDELINES FOR PEDIATRIC THYROID NODULES AND CANCER 745 Schlumberger M 2003 Second primary malignancies in thyroid cancer patients. Br J Cancer 89:1638–1644.

63. Rivkees SA, Mazzaferri EL, Verburg FA, Reiners C, Luster M, Breuer CK, Dinauer CA, Udelsman R 2011 The treatment of differentiated thyroid cancer in children: emphasis on surgical approach and radioactive iodine therapy. Endocr Rev 32:798–826.

64. F. Bertagna, D. Albano, G. Bosio, A. Piccardo, B. Dib, and R. Giubbini, "18F-FDG-PET/CT in patients affected by differentiatedthyroidcarcinomawithpositivethyroglobulinleveland negative131Iwholebodyscan.It'svalueconfirmedbyabicentric experience," Current Radiopharmaceuticals. 2016; 9 (3): 228–234.

65. T.Trybek,A.Kowalska,J.Lesiak,andJ.Myłnarczyk,"Therole of 18F-fluorodeoxyglucose positron emission tomography in patients with suspected recurrence or metastatic differentiated thyroid carcinoma with elevated serum thyroglobulin and negativeI-131whole body scan. Nuclear Medicine Review.2014;17(2): 87–93.

66. T. Shiga, E. Tsukamoto, K. Nakada et al. Comparison of (18)F-FDG, (131)I-Na, and (201)Tl in diagnosis of recurrent or metastatic thyroid carcinoma. The Journal of Nuclear Medicine.2001; 42:414–419.

67. A. Chopra, "99mTc-Labeled (1S,3S)-3-acetyl-1,2,3,4,6,11-hexahydro-3,5,12-trihydroxy-10-methoxy-6,11-dioxo-1-naphthacenyl3-amino-2,3,6-trideoxy-alpha-l-lyxo-lexopyranoside,"in Molecular Imaging and Contrast Agent Database (MICAD), Bethesda,2004.

68. Rodrigues,S.Li,M.Gabriel,D.Heute,M.Greifeneder,and I. Virgolini, " 99□Tc-depreotide scintigraphy versus 18F-FDGPET in the diagnosis of radioiodine-negative thyroid cancer," TheJournalofClinicalEndocrinology&Metabolism,vol.91,no. 10,pp.3997–4000,2006.

69. M. P. M. Stokkel, C. S. J. Duchateau, and C. Dragoiescu, "The value of FDG-PET in the follow-up of differentiated thyroid cancer: A review of the literature," The Quarterly Journal of NuclearMedicineandMolecularImaging,vol.50,no.1,pp.78– 87,2006.

70. F. Grabellus, J. Nagarajah, A. Bockisch, K. W. Schmid, and S.Y.Sheu,"Glucosetransporter1expression,tumorproliferation, and iodine/glucose uptake in

thyroid cancer with emphasis on poorly differentiated thyroid carcinoma," Clinical Nuclear Medicine,vol.37,no.2,pp.121–127,2012.
71. K. K. Wong, R. A. Dvorak, M. C. Marzola et al., "Molecular imaging in the management of thyroid cancer," The Quarterly JournalofNuclearMedicineandMolecularImaging,vol.55,pp. 541–559,2011.
72. J.-K.Chung,H.W.Youn,J.H.Kang,H.Y.Lee,andK.W.Kang, "Sodium iodide symporter and the radioiodine treatment of thyroid carcinoma," Nuclear Medicine and Molecular Imaging, vol.44,no.1,pp.4–14,2010.
73. J.-M.Hempel,R.Kloeckner,S.Kricketal.,"Impactofcombined FDG-PET/CTandMRIonthedetectionoflocalrecurrenceand nodalmetastasesinthyroidcancer,"Cancerimaging:theofficial publicationoftheInternationalCancerImagingSociety,vol.16, no.1,article37,2016.
74. A. Ciarallo, C. Marcus, M. Taghipour, and R. M. Subramaniam, "Value of fluorodeoxyglucose PET/computed tomographypatientmanagementandoutcomesinthyroidcancer,"PET Clinics,vol.10,no.2,pp.265–278,2015.
75. H. Budiawan, A. Salavati, H. R. Kulkarni, and R. P. Baum, "Peptidereceptorradionuclidetherapyoftreatment-refractory metastaticthyroidcancerusing(90)Yttriumand(177)Lutetium labeled somatostatin analogs: toxicity, response and survival analysis," AmericanJournalofNuclearMedicineandMolecular Imaging,vol.4,pp.39–52,2013.
76. Siemens Healthuneers [Internet]. 25 junio 2018. [consultado 23 agosto 2019] Rajchadara S, Ruangma A. PET/CT detection of Fludeoxyglucose F 18 Injection (18F FDG)-avid, radioiodine negative recurrent thyroid cancer. Disponible en: https://www.siemens-healthineers.com/molecular-imaging/mi-clinical-corner/clinical-case-studies/case-operated-thyroid-carcinoma.html

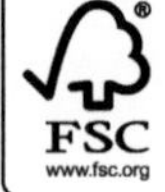

MIX
Papier aus verantwortungsvollen Quellen
Paper from responsible sources
FSC® C105338

Printed by Books on Demand GmbH, Norderstedt / Germany